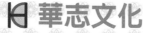

華志文化

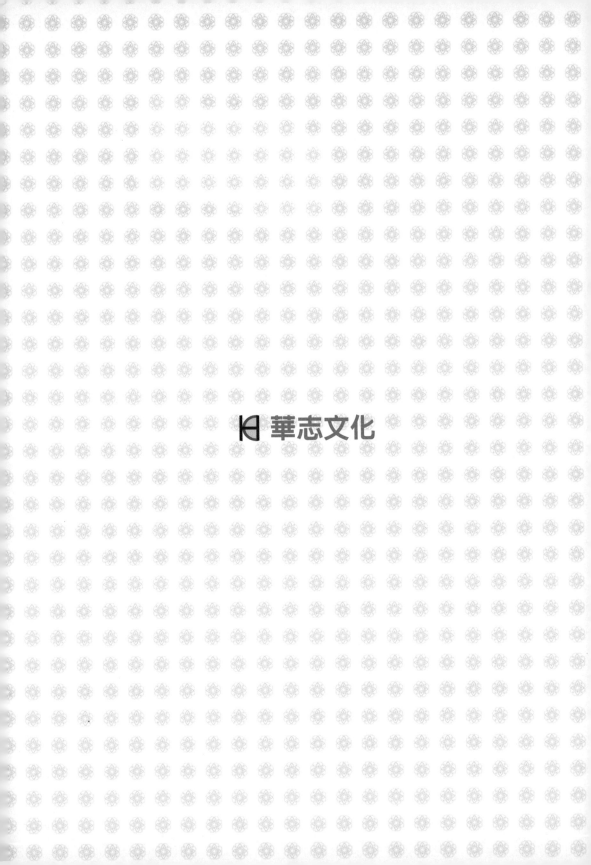

華志文化

食得安心

專家教您什麼可以自在地吃

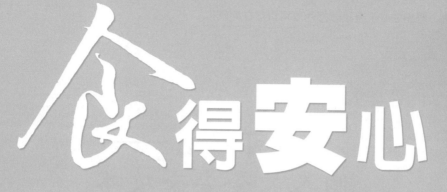

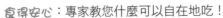

內容提要

什麼可以吃——
個人飲食安全攻略

食品添加劑到底有沒有毒？輻照食品究竟安全嗎？還要不要吃碘鹽？……在目前食品安全事件頻發的情況下，這些問題一直縈繞人們腦際。

作者根據自己幾十年來在食品生產和科研工作中累積的豐富經驗，從食品風險評估這一全新視角，審視了當前大眾飲食中出現的一系列食品安全的生動案例，詮釋了飲食危害的來源、表現、識別和防範等各個方面，尤其是針對每種飲食都提出了可操作性很強的應對措施，並穿插了大量的「小竅門」，還在每章後歸納出了簡潔而實用的「防範攻略」，有理有據地忠告人們什麼可以吃，怎麼吃；或是什麼不可以吃。

本書在分析各種飲食風險的同時，介紹了進行飲食風險評估的方法，既使讀者能清楚地瞭解目前面臨的食品安全狀況，又幫助讀者結合自身情況進行個性化的飲食風險評估，最大限度地避免不安全食品的危害。

本書內容通俗、簡明、易懂，還配上了精緻插圖，以圖釋文，可讀性強。是一本居家的健康養生寶典。

前言
Preface

什麼可以讓您吃得更安心

近年來，無論是國內還是國外，食品安全問題無疑已成為公眾極其關注的熱門話題。不斷發生的食品安全事件，使人們疑慮：「今天我們吃的食品還安全嗎？」；媒體對各種食品安全事件持續的新聞報導，使大家迷茫：「我們還能吃什麼？」；頻頻流傳的那些五花八門的製造假冒偽劣食品的伎倆，使公眾困惑：「防不勝防啊！叫我們怎麼防範呢？」……是的，不少人飽食後卻為飲食安全而恐慌不已，在琳琅滿目的超市食品前伸出了一雙雙猶豫的手，因食用毒害健康的食品而患病的孩童病床前，母親痛苦地流著眼淚……如果本書能讓讀者在解決這些問題方面有所獲益的話，那麼就是筆者創作本書的最大願望了。

與社會上眾多的養生、健康、營養和食品安全類書籍不同，本書不是簡單、獨斷地告訴人們要吃什麼，不要吃什麼，甚至要讓讀者把吃出的病再吃回去，而是根據筆者幾十年來在食品生產和科研工作中累積的經驗，以食品風險評估

為基礎，並從這一全新視角對大眾關注的食品安全問題加以
解說，有理有據地告誡人們什麼可以吃，怎麼吃，以及什麼
不可以吃。食品安全評估在國際食品安全領域是一個全新的
科技領域，在我國還處於剛起步階段。進行食品安全評估，
就是既要檢測人們從食品中攝入的有害物質的量（比如鉛或
鎘的攝入量），又要檢測人體內含有的這種有害物質的量
（比如血或尿中的鉛濃度），再檢測人體內的這種有害物質
對人體生理功能所造成的損害（比如人體內一定數量的塑化
劑對人體生殖功能的影響）。

如果人們的有害物質攝入量不超過國際上和相關機構提
出的安全攝入標準，人體內含有的有害物質的量不超過正常
值，人體生理功能又沒有出現顯著變化，那麼就可以認為這
樣的飲食是基本安全的。反之，則是不安全的、有風險的，
需要採取防範和控制措施。實際上，食品安全風險是無法完
全消除的，我們日常生活中沒有絕對安全的食品，只有透過
積極努力加以控制，把風險降低到可以接受的程度。風險應
該控制到什麼程度，這應在進行風險評估後確定。

對普通消費者來說，最希望瞭解的是食品安全的真相、
不安全食品對自身可能帶來的影響以及怎樣自我防範。

一般國際機構、政府機構或大學科研機構所研究的食品

安全風險針對的是社會層面上的較大的群體。而每個人都有
自己的特殊性，不能期待有專門針對你個人的食品安全風險
評估。因此，我希望讀者能運用本書中介紹的原理和方法，
結合自身的情況，進行個別化的食品安全風險自我評估，對
自己可能遭受的食品危害有一個正確的認識，特別要注意自
己是否屬於高危險人群，藉以及時調整自己的飲食行為，採
取個別的防範措施，做個成熟而明智的消費者。

　　比如，如果你懷疑自己吃的米中「鎘」含量較高，同
時你的飯量又較大，同時你還喜歡吃香菇、動物內臟、海產
品等，你想評估一下自己的鎘中毒風險，那麼你就可以按照
書中介紹的方法，先根據自己的體重計算出自己每星期只能
吃多少鎘，再把自己一星期吃的所有食品種類和數量記錄下
來，查一下這些食品中的一般情況下鎘含量多少，可估算出
你每星期可能吃了多少鎘，這樣就可以對自己鎘中毒的風險
有個基本的評估了。

　　當然，這只是理論上初步的評估，實際上還存在許多不
確定因素可能會影響評估的正確性和客觀性。目前進行食品
安全風險評估的最大困難是相關資料不足。本書中的資料盡
可能採用最新的資料，但可能仍跟不上最新的發展。

　　近年來，筆者進行了多項有關食品安全的預警、風險

評估、生產程序控制和標準的研究項目，尤其對食品安全預警十分重視，因為目前我國處理食品安全事件的方法還是採取事後被動應對模式，未能在源頭加以控制，更很少對食品安全問題進行事先預警。無論是三聚氰胺奶粉事件、瘦肉精還是塑化劑事件，往往到了嚴重受害病例出現才匆匆「救火」。在風險宣導方面存在著資訊不夠的情形，常常媒體在資訊傳遞上速度很快，可以曝光不為人知的角落，尤其是電視畫面直觀真實，很吸引人目光，但往往對事件的深度報導和評論知識不足，專家也只是在自身熟悉的專業領域有發言優勢，食品生產經營者往往遠離資訊，而消費者常常是被動接受資訊。

因此，有必要將食品安全風險透明化，讓食品安全風險資訊在全社會和公眾中進行宣導，不讓誤導、片面、虛假資訊欺騙消費者，使消費者全面、客觀地瞭解面臨的食品安全狀況，進而參與監督，這樣既有助於消除公眾對食品的不信任甚至恐慌，也可以促進政府的監管力度和生產者提高自身產品的安全水準。本書對食品危害來源、識別以及防範的介紹其實就是在全社會和公眾中進行了食品安全風險宣導。

食品危害來源主要有生物危害、化學危害和物理危害三種，其中化學危害最為大家所關注。因此，本書結合具體的

食品不安全的生動事例，重點介紹了大眾飲食中常見的化學
危害、如何鑑別和行之有效的防範措施，同時也介紹了近年
來公眾關注度比較高的部分生物危害和物理危害。

　　為了簡明易懂，書中涉及到的許多專業名詞和專業概
念，我盡可能予以通俗化解釋。書中穿插了大量的相關連結
和小資料介紹，拓展了讀者對食品安全方面的閱讀視野。此
外，本書配上了許多精緻插圖，不少與文字內容具有互補
性，增強了本書的可讀性。

　　由於寫作時間緊迫，難免會出現錯誤和不完善之處，望
讀者和同行們指正。

作者／馬志英

目　錄
Contents

一、食品添加劑到底有沒有毒性

清水怎麼變成高湯了呢？ …………………………… 019

什麼是食品添加劑 …………………………………… 020

關於食品添加劑有哪些認知盲點 ………………… 021

食品添加劑存在哪些安全問題 …………………… 024

如何減少食品添加劑的危害 ……………………… 027

延伸閱讀 ……………………………………………… 031

防範攻略 ……………………………………………… 034

二、飯店裡的菜加了多少添加劑

速食餐飲好吃的祕笈——食物添加劑 …………… 035

餐飲店的菜餚為什麼要加添加劑 ………………… 036

餐飲店的菜餚怎麼做得這麼好吃 ………………… 037

餐飲添加劑有哪些健康風險 ……………………… 039

在外用餐要留心什麼 ……………………………… 042

防範攻略 ……………………………………………… 047

三、什麼顏色的食品吃不得？

雞蛋麵裡沒雞蛋，全用食用色素染 ……………… 049

什麼是色素 ……………………………………… 050

某些人工合成色素和工業染色劑有什麼危害 ……… 051

花花綠綠的兒童食品有什麼危害 ………………… 053

如何防範色素和工業染色劑的危害 ……………… 056

防範攻略 ………………………………………… 061

四、哪些食品中有非法添加物

嬰兒怎麼得了腎結石（引自——台灣各媒體報導） 063

食品中為什麼會出現非法添加物 ………………… 064

非法添加的危害有多大 …………………………… 065

怎樣應對非法添加行為 …………………………… 069

防範攻略 ………………………………………… 078

五、阻擋塑化劑入口有哪些方法

怎麼會有「異常訊號」…………………………… 081

什麼是塑化劑 …………………………………… 082

塑化劑對健康有什麼危害 ………………………… 083

塑化劑怎樣進入食品中 …………………………… 084

怎樣避免攝入塑化劑 ……………………………… 086

防範攻略 ………………………………………………… 096

六、你吃的肉裡殘留了多少藥物

鮮活的魚蝦吃了會致癌嗎？ ……………………… 099

這些動物可能會吃什麼藥長大 …………………… 100

如何遠離獸藥濫用的危害 ………………………… 105

防範攻略 …………………………………………… 107

七、哪些蔬菜農藥殘留多

蟲子咬過的蔬菜並不會更安全 …………………… 109

農藥殘留會帶來什麼危害 ………………………… 109

哪個季節、哪些蔬菜的農藥殘留量較高 ………… 112

怎樣減少蔬菜農藥殘留對健康的危害 …………… 114

防範攻略 …………………………………………… 118

八、蔬菜中的亞硝酸鹽會致癌嗎

吃素中毒？小心氮肥硝酸鹽殘留！ ……………… 121

蔬菜中為何含有過量硝酸鹽 ……………………… 122

硝酸鹽怎麼變成了亞硝酸鹽 ……………………… 123

硝酸鹽和亞硝酸鹽有沒有致癌性 ………………… 124

硝酸鹽和亞硝酸鹽每日容許攝取量為何 ………… 125

怎樣判斷蔬菜的硝酸鹽污染情況 ⋯⋯⋯⋯⋯⋯ 127

什麼菜的硝酸鹽含量最高 ⋯⋯⋯⋯⋯⋯⋯⋯ 128

蔬菜怎樣吃更安全 ⋯⋯⋯⋯⋯⋯⋯⋯⋯⋯ 128

防範攻略 ⋯⋯⋯⋯⋯⋯⋯⋯⋯⋯⋯⋯⋯ 134

九、海產品和淡水產品哪種更安全

吃肥美的大閘蟹為何也讓食客擔憂 ⋯⋯⋯⋯⋯ 137

哪些水產品的化學性危害最嚴重 ⋯⋯⋯⋯⋯⋯ 138

水產品存在哪些生物性危害 ⋯⋯⋯⋯⋯⋯⋯ 140

海產品有很多生物毒素嗎？ ⋯⋯⋯⋯⋯⋯⋯ 142

如何安全食用水產品 ⋯⋯⋯⋯⋯⋯⋯⋯⋯ 144

延伸閱讀 ⋯⋯⋯⋯⋯⋯⋯⋯⋯⋯⋯⋯⋯ 148

防範攻略 ⋯⋯⋯⋯⋯⋯⋯⋯⋯⋯⋯⋯⋯ 150

十、吃哪些天然食物也會中毒

料理時必須小心處理，以免中毒的九種食物 ⋯⋯ 153

哪些天然食物會引起中毒 ⋯⋯⋯⋯⋯⋯⋯⋯ 154

如何防範天然食物中毒 ⋯⋯⋯⋯⋯⋯⋯⋯⋯ 160

防範攻略 ⋯⋯⋯⋯⋯⋯⋯⋯⋯⋯⋯⋯⋯ 163

十一、鎘米風險如何應對

為什麼這些村莊出生的都是女嬰 …………………… 165

吃了過量的鎘會得什麼病 …………………………… 166

鎘含量超過多少的白米吃了就不安全 ……………… 170

你的鎘中毒風險有多大 ……………………………… 172

怎樣規避鎘的危害 …………………………………… 174

防範攻略 ……………………………………………… 178

十二、還要不要吃碘鹽

碘鹽為什麼總讓人不放心 …………………………… 181

碘過少或者過多有什麼危害 ………………………… 182

歐洲各國食鹽中的碘含量 …………………………… 183

碘鹽怎樣吃才安全 …………………………………… 184

延伸閱讀 ……………………………………………… 186

防範攻略 ……………………………………………… 187

十三、怎麼吃不容易鉛中毒

燒香拜拜不注意通風，小心幼兒鉛中毒 …………… 189

鉛對人體有什麼危害 ………………………………… 190

從膳食中攝入的鉛含量不應超過多少 ……………… 196

如何讓孩子遠離鉛的傷害 …………………………… 196

延伸閱讀 …………………………………………… 200

防範攻略 …………………………………………… 202

十四、哪些食品容易被汞污染

魚翅比粉絲好吃嗎？ ……………………………… 205

汞是怎樣循環污染 ………………………………… 206

汞對健康有哪些危害 ……………………………… 208

吃多少汞會危害人體健康 ………………………… 209

怎樣遠離汞污染 …………………………………… 210

防範攻略 …………………………………………… 213

十五、你吃的食物會不會含有砒霜

水裡哪兒來的砒霜──談砷中毒 ………………… 215

什麼是砷 …………………………………………… 216

我們的身體需要砷嗎？ …………………………… 216

過量攝入砷會引起哪些疾病 ……………………… 217

砷的安全攝入量是多少 …………………………… 219

怎麼防範砷中毒 …………………………………… 220

延伸閱讀 …………………………………………… 224

防範攻略 …………………………………………… 226

十六、你吃的食品被戴奧辛污染了嗎

戴奧辛污染是工業化國家的「專利」嗎？ ………… 227

什麼是戴奧辛 …………………………………… 228

戴奧辛是從哪裡來的 …………………………… 230

戴奧辛會致癌嗎？ ……………………………… 231

戴奧辛是怎麼進入人體的 ……………………… 234

如何防止戴奧辛從口而入 ……………………… 235

延伸閱讀 ………………………………………… 238

防範攻略 ………………………………………… 240

十七、輻射照射食品安全嗎

張阿姨買的紅棗還能吃嗎？ …………………… 243

什麼是輻射照射食品 …………………………… 244

輻射照射食品有哪些種類 ……………………… 246

輻射照射食品應用的局限性 …………………… 250

輻射照射食品可能存在哪些安全隱患 ………… 251

怎樣減少食用輻射照射食品的風險 …………… 257

防範攻略 ………………………………………… 260

附錄：台灣食品添加物限量與使用範圍 ……… 262

一、食品添加劑到底有沒有毒性

 ## 清水怎麼變成高湯了呢？

只需一兩滴，清水就會變成香味撲鼻的「高湯」。這是魔術嗎？不，熟練掌握這一技能的不是魔術師，而是大大小小餐飲店的廚師們。在我們身邊的很多飯店裡，每天都在上演這神奇的一幕。很多顧客品嚐的號稱長時間熬煮的香濃雞湯不是用老雞、老鴨、骨頭等食材小火慢燉而成，而是用清水加上「祕密武器」調製出來的。

2010年秋，透過媒體曝光，人們認識了這種調製美味高湯的「祕密武器」──「人工鮮味劑」與「食品香精」。這些「人工鮮味劑」與「食品香精」多是用複合添加劑和香精做出來的，用「人工鮮味劑」與「食品香精」使「清水變高湯」是餐飲業的潛規則。即使是正規廠家生產的「人工鮮味劑」與「食品香精」，一旦添加過量，也會對食用者的健康

帶來危害。既然如此，餐飲店為什麼一直用「人工鮮味劑」與「食品香精」調製的湯料冒充真正的高湯？為什麼消費者一直被蒙在鼓裡呢？一時間，疑惑、恐慌甚至憤怒的情緒四處蔓延。

衛生署曾多次召開食品添加劑新聞發表會，為「人工鮮味劑」與「食品香精」正名：大家普遍使用的雞精、雞精粉其實也屬於「人工鮮味劑」與「食品香精」，如按照標準使用對人體無害。儘管如此，公眾並不滿意，「人工鮮味劑」與「食品香精」的使用標準究竟是多少？超量使用會有什麼危害？還有很多謎團沒有解開。

什麼是食品添加劑

顧名思義，食品添加劑是添加到食品中的物質，既包括人工合成的物質，也包括天然物質。在食品中加入添加劑的目的是為了改善食品的色、香、味等品質，防腐、保鮮和加工技術的需要。食品添加劑一般不單獨作為食品來食用。

2013年8月衛生署公布了最新的《食品添加物使用範圍及限量暨規格標準》，允許使用的食品添加劑分為17類，共800多個種類，其中香料佔90種。實際上，常用的食品添加

劑約有300多種，讀者可自行上網搜尋參考。

🍒 關於食品添加劑有哪些認知盲點

1. 天然食品添加劑一定比化學合成的安全

　　人們往往認為，天然食品添加劑一定比人工化學合成的食品添加劑安全。實際上，許多天然產品的毒性因目前的檢測手段、檢測內容所限，尚不能做出準確的判斷。而且，就已檢測出的結果比較，天然食品添加劑不一定都比人工合成的毒性小。

　　國際食品添加劑和污染物法典委員會（CCFAC）將食品添加劑按毒性從高到低分成A，B，C三類。其中，C類被認為在食品中使用不安全，或者應嚴格控制在某些食品中作特殊使用，而安全性最低的C類添加劑中也有不少天然食品添加劑。

　　因此，毒性大小與添加劑是天然的還是合成的無關，天然的不一定比合成的安全。但是，由於天然食品添加劑是從動植物中提取的，有的還含有營養，大部分毒性較小，所以從追求安全和健康的角度來說，開發天然、安全、有效、有生理功能的食品添加劑是全球添加劑產業的發展趨勢。

2. 每天攝入的添加劑會產生累積危害身體

經常有人問：「我每天吃的食品中可能有幾十甚至上百種食品添加劑，累積起來可不得了，長期下來會不會有危害？」其實據計算，一般上班族，早上喝牛奶，吃麵包、包子，中午在外用餐，晚上在家自己做飯，一天吃的食品添加劑（不計香料）一般在30種左右。如果吃加工食品較多，一天三餐都在外吃，一天吃的食品添加劑可能超過60種。整體看來，普通人群一天吃的食品添加劑超過100種的機率較小。

實際上，在制定食品添加劑的使用標準、規定添加限量、進行風險評估時，已經考慮了食品添加劑累加的因素。累積毒性是食品添加劑風險評估的核心內容。它以普通人一生中每天吃的添加劑總量為依據，設定了每種添加劑的添加限量，因此，就是一輩子吃也不會對健康有影響。不過，也有個別人一日三餐吃速食麵和其他工業化加工食品，這樣吃的添加劑就太多了，長期下來營養和安全都得不到保障，健康一定會受影響。

小竅門

怎樣判斷一種食品添加劑的毒性

怎樣判斷一種食品添加劑的毒性是大還是小呢？最簡單的辦法就是看這種食品添加劑的每日允許攝入量（ADI）。一般來說，每日允許攝入量值越小，其相對毒性越大。因此，我們在購買包裝食品時，可看看標籤標明的食品添加劑名稱，對照下表，就知道它們大致的毒性。當然，毒性大的食品添加劑，在食品中的添加限量也低，吃規範內添加的食品是比較沒有危害的。但是要注意，不要頻繁食用這些含有毒性較大的添加劑的食品。

幾種常見的食品添加劑的每日允許攝入量（ADI）

品名	ADI（毫克／公斤體重）	食品中的最大使用量（克／公斤）	使用範圍
焦磷酸鈉	0～70	3.0	魚類製品等
三偏磷酸鈉	0～70	3.0	米製品、澱粉製品等
檸檬黃（食用黃色四號）	0～7.5	0.1	飲料、配製酒等
苯甲酸鈉	0～5	1.0	醬油、果醬等
胭脂紅（食用紅色六號）	0～4	0.1	糖果等
銅葉綠素	0～15	0.5	口香糖、錠狀食品等
丁基羥基甲氧苯（BHA）	0～0.5	1.0	食用油脂、脫水馬鈴薯片、魚貝類等

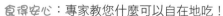
| 二丁基羥基甲笨（BHT） | 0～0.125 | 1.0 | 食用油脂、乳酪、魚貝類、脫水馬鈴薯片等 |
| 亞硝酸鈉 | 0～0.07 | 0.15 | 醃製肉品類等 |

食品添加劑存在哪些安全問題

1. 超範圍和超劑量使用食品添加劑

世界上所有物質的毒性都是相對而言的。同一種化學物質，由於使用劑量、對象和方法的不同，毒性也不同。有些毒物在一定劑量內甚至是治病的良藥。例如，亞硝酸鹽對正常人來說有毒，但對氰化物中毒者則是有效的解毒劑。還有

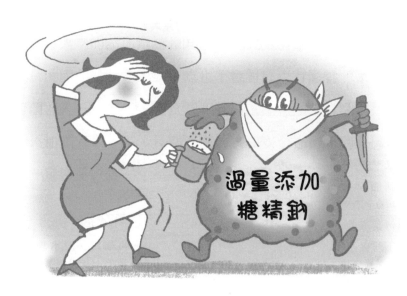

過量添加
糖精鈉

一些大家公認無毒的物質，一旦過量使用，也會成為危害生命的毒物。例如，純水是無毒的，但真的發生過因過量飲水使人腎衰竭而死亡的病例；一般人對硒的每日安全攝入量為50～200微克，如攝入200～1000微克則會中毒，超過1毫克（1000微克）就會導致死亡。這就是我們常說的「劑量決定毒性」的原理。正因為如此，對食品添加劑的使用要規定最大使用量和使用範圍。如果超過安全限量和規定範圍，食品添加劑就會變成有毒物，對人體產生危害。

小叮嚀

增味劑、漂白劑、著色劑、甜味劑等易超標的食品有：果凍、蜜餞、金針花、水發食品、銀耳、果脯、山楂糕、茶飲料、易開罐裝碳酸飲料、醬滷類製品、香腸類製品。

一般來說，按照規定限量添加食品添加劑，不會對人的健康產生危害。但事實上，有些廠商為了某一方面的效果，如改善食品的感官品質、延長食品保存期等，超範圍、超劑量使用食品添加劑。更嚴重的是，有一些不法企業違規使用食品添加劑來掩蓋食品的品質問題，給消費者的健康造成了威脅。

2. 食品添加劑對兒童的危害更大

　　一項有關兒童膳食中食品添加劑攝入情況的調查研究顯示，大部分兒童的苯甲酸鈉攝入量已經接近規定的每天允許攝入量。其原因之一就是兒童允許的攝入量絕對值小。如一個體重26公斤的10歲兒童，每天允許攝入苯甲酸鈉130毫克。如果他喝二瓶150公克150CC（毫升）左右，苯甲酸鈉含量為500毫克／公斤的果蔬汁飲料或果味飲料（這種飲料的苯甲酸鈉含量是合格的，目前的安全標準為600毫克／公斤），這一瓶飲料的苯甲酸鈉可能就有75毫克，兩瓶就是150毫克，已經超過他一天的限量了。更何況，他還可能吃其他含防腐劑的食品，超量就更嚴重了。

　　另一方面要警惕食品添加劑濫用問題。食品中過量的添加劑會對兒童的生長發育和身心健康造成不利影響。兒童尤其是嬰幼兒的免疫系統發育尚不成熟，肝臟的解毒能力較弱，極容易對食品中的添加劑產生過敏反應。目前世界一些已開發國家對於兒童食品的安全問題相當關注，都在不斷完善有關法規制度來保障兒童的健康安全。

小竅門

怎樣給孩子挑選零食

家長在買兒童食品時多看看標籤，看產品是否有防腐劑、色素、甜味劑等。對於含有這些添加劑的食品，如糖果、蜜餞等，要控制孩子的食用量。

不要把可樂或含有防腐劑的飲料當水飲用。過量的防腐劑對孩子的肝、腎有損害。可樂中還含有食品添加劑磷酸，大量攝入磷酸會影響鈣的吸收，引起鈣、磷比例失調。缺鈣對少年兒童的身體發育損害非常大。

不要吃太甜的果凍。在歷次果凍品質抽查中總能發現少數果凍產品加入了大量甜蜜素。過量攝入甜蜜素會危害孩子的健康。

不要購買使用氫化油脂、輻射照射食品原料的嬰幼兒食品。

如何減少食品添加劑的危害

1. 警惕色澤不自然，異常「鮮、豔、白」的食品

食品中可能濫用的食品添加劑中，與「色」有關的較

多。如泡菜、醃菜、葡萄酒會用各種食用色素來調色，黃魚、小黃魚用食用黃色四號染黃，醃製肉品和滷製熟食、醃肉料和嫩肉粉類產品超量用硝酸鹽、亞硝酸鹽，使肉色澤紅潤等等。與「白」有關的也不少：饅頭、麵條、餃子皮等麵粉製品用漂白劑、增白劑、麵粉處理劑，烤魚片、冷凍蝦、烤蝦、魚乾、魷魚絲、蟹肉、魚板等用亞硫酸鈉漂白等等。因此，只要食品色澤不自然，異常「鮮、豔、白」，就要預防，別去買。

2. 謹慎購買甜味食品

在衛生署公布的可能濫用的食品添加劑名單中，與「甜」有關的添加劑也很多。在食品檢查中經常發現醃菜、酒類、糕點、蜜餞等會超範圍或超量使用甜味劑。因此，對於這些食品要認真挑選，謹慎購買。

3. 留心保存期限較長的食品

對於主要靠添加防腐劑、抗氧化劑、保鮮劑等來延長保存期限的食品，要加以特別關注。

防腐劑、抗氧化劑等易超標的食品有：蜜餞、肉脯、魷魚絲、低鹽醬醃菜、酸菜魚調味料、甜麵醬、乳飲料、速食麵調

理包。

4. 養成看食品標籤的習慣，盡量購買食品添加劑較少的食品

對消費者而言，不可能對標準、法規等有專業的瞭解，但可以透過解讀食品標籤，瞭解食品的基本資訊。因此，要做個明智的消費者，讀懂食品標籤是自我防範的第一步。

目前對食品標籤規定了強制標示的內容，有許多資訊可以反映出食品的品質情況。在購買包裝食品時，特別在買一些以前沒吃過的新產品時，要特別留意它的標籤內容。

5. 不要長期偏食加工食品

加工食品中加入了各種添加劑，長期食用存在一定的健康隱患。另外，加工食品在生產過程中，維生素、礦物質等營養物質會有不同程度的流失和破壞，長期食用不利於膳食管理及均衡飲食。因此，不要長期偏食加工食品，避免營養失衡，以及過量攝入食品添加劑所帶來的健康隱患。

★ ✦ ★ 小叮嚀 ★ ✦ ★

增味劑、漂白劑、著色劑、甜味劑等易超標的食品有：果凍、蜜餞、金針花、水發食品、銀耳、果脯、山楂糕、茶飲料、易開罐裝碳酸飲料、醬滷類製品、香腸類製品。

「冷、熱、減、加」法延長食品保存期限

「一冷」是指用冷凍或冷藏的方法延長食品保存期限，是保持食品營養和安全品質的較好方法；「一熱」是採取高溫滅菌或巴氏殺菌來延長保存期限，其中高溫滅菌技術相對較安全，但會使食品的營養和風味損失；「減法」是透過乾燥等技術減少食品中的水分或水分活性達到延長保存期限的目的；「加法」是透過加入食品添加劑，主要是防腐劑來延長食品保存期限。

比較而言，透過加入食品添加劑來延長保存期限是「下策」。有時僅靠加防腐劑延長保存期限的時間不夠長，就有廠商違規在榨菜、鹹菜、蜜餞、飲料等食品中超量使用防腐劑，還有的在除乾酪外的乳製品中超範圍使用納他黴素、山梨酸等防腐劑。

因此，沒有特別需要的話，盡量不要買保存期限太長的食品。長保存期限往往是犧牲食品的營養和品質換取的。例如，鮮奶主要靠「一冷」和「一熱」中的巴氏消毒技術，保存期限最短，營養損失最少；包裝滅菌奶靠「一熱」中的超高溫滅菌技術，保存期限長，但營養損失較多；靠「減法」生產出的奶粉保存期限更長，營養損失也更大，當然也有其長處，食用和儲藏很方便。

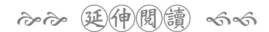

延伸閱讀

如何讀懂食品標籤

1、成分、主原料、副原料

　　傳達的資訊：該產品的主要成分是什麼。

2、食品添加劑

　　傳達的資訊：該產品使用了哪些食品添加劑。

3、有效日期

　　傳達的資訊：必須有生產日期、保存期限及保存條件。在包裝上加貼日期標識是違法行為。

4.、過敏原標示

　　標示的資訊：內容物所含之可能導致食用者發生過敏現象之成分。

　　自2015年七月起，製造包裝食品若含奶、蛋、海鮮、花生或芒果成分，需強制標示，違者可依《食品衛生管理法》處三萬到十五萬元罰鍰。至於其餘過敏原，衛生署亦建議業者主動標示。

　　其餘可能導致過敏反應的食品：含有麩質的穀物及其製品（如小麥、黑麥、大麥、燕麥、斯佩耳特小麥或它們的雜交品種）；甲殼綱類動物及其製品（如蝦、龍蝦、蟹等）；

魚類及其製品；花生及其製品；大豆及其製品；堅果及其果仁類製品。

如果你對某種食品過敏，應仔細看看成分表是不是含有自己過敏的原料。

5、營養標示

傳達的資訊：固體／半固體每100公克或1公克、液體每100毫升或1毫升為單位之該產品，熱量、蛋白質、脂肪、碳水化合物、鈉、其他出現於營養宣稱中之營養素與廠商自願標示之其他營養素之含量（此碳水化合物包括膳食纖維）。

凡標有「營養宣稱」之市售包裝食品，即需提供其營養標示。所謂營養宣稱係指任何以說明、隱喻或暗示之方式，表達該食品具有特定的營養性質（例如：富含維生素A、高鈣、低鈉、無膽固醇、高膳食纖維等），唯對食品原料成分所為之敘述（例如：該食品成分為麥芽糊精、玉米油、卵磷脂、碳酸鈣、維生素A、棕櫚酸、維生素B_2、維生素D_3等），則並不屬營養宣稱。

6、食品標示不得標注某些內容

・明示或者暗示具有預防、治療疾病作用，如治療近視、恢復視力等。

・非保健食品明示或者暗示具有保健作用。

‧以欺騙或者誤導的方式描述或者介紹食品。

　　1.涉及生理功能者，如強化細胞功能……等。

　　2.未涉及中藥材效能而涉及五官臟器者，如保肝……等。

　　3.涉及改變身體外觀者，如豐胸……等。

　　4.涉及引用本署相關字號，未就該公文之旨意為完整之引述者，如衛署食字第88012345號。

‧附加的產品說明無法證實其依據的。

　　傳達的資訊：標籤中標註以上內容的產品肯定有問題。

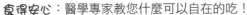

～～ 防範攻略 ～～

對象：食品添加劑。

危害：超範圍、超劑量使用食品添加劑，給消費者的健康造成了威脅，對兒童的危害更大。

來源：超範圍、超劑量使用食品添加劑的食品。

要點：

★只要食品色澤不自然，異常「鮮、豔、白」，就要嚴加提防，千萬別去買。

★醃菜、酒類、糕點、蜜餞等可能超範圍或超量使用甜味劑。對於這些食品要認真挑選，謹慎購買。

★對於主要靠添加防腐劑、抗氧化劑、保鮮劑等來延長保存期限的食品，要加以特別關注。

★食品標籤中有許多資訊可以反映出食品的品質情況。因此，要養成看食品標籤的習慣。特別在買一些以前沒吃過的新產品時，要特別留意它的標籤內容。

★不要長期偏食加工食品，避免營養失衡，以及過量攝入食品添加劑所帶來的健康隱患。

二、飯店裡的菜加了多少添加劑

 速食餐飲好吃的祕笈──食物添加劑

當第一家麥當勞與肯德基連袂進駐台灣時，誰也沒料到近三十年來，肯德基、麥當勞、必勝客等速食店會如此迅速發展，連帶使台灣的飲食形態迅速產生重大質變，西式速食在都會區已成了年輕一輩的主要外食形式，甚至使得中式餐廳也不得不改為中菜西吃，或推出中式速食，以便分享日漸擴張的外食人口大餅。

而隨著連鎖速食餐飲的發展，餐飲行業使用食品添加劑的問題成為社會關注的焦點。

首先是西方餐飲，尤其是速食，使用添加劑的問題在媒體頻頻曝光。其實，西式速食中很早就使用各種添加劑了。因為大部分西式速食的半成品原料採用工業化生產，尤其是油炸食品佔了很大比例。為了使炸油可反覆使用，要加濾油

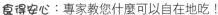

粉過濾；為了消除油炸時的大量泡沫，要加消泡劑；為了預防油炸的原料在儲存時不變質，要加抗氧化劑……等等。這在行業內早已是公開的祕密了。

餐飲店的菜餚為什麼要加添加劑

西式速食在帶來新的經營理念的同時，也給中國傳統餐飲業傳授了使用添加劑的「祕笈」。中式餐飲業「不甘落後」，也出現了大量使用食品添加劑的新問題。隨著中式餐飲連鎖業態興起，各種連鎖的火鍋店、港式飲茶餐廳和中餐飯店的半成品菜餚、點心等，大都由中心加工廠或中心廚房生產、配送，有的已相當於工業化生產了，為了延長保存期限，提高品質，也開始加食品添加劑了。總之，一旦採用工業化運作，西式速食使用的手段和技術，中式連鎖餐飲也會紛紛效仿。

西式速食在帶來新的經營理念的同時，也給傳統餐飲業傳授了使用添加劑的「祕笈」。一旦採用工業化運作，西式速食使用的手段和技術，中式連鎖餐飲也會紛紛效仿。

餐飲店的菜餚怎麼做得這麼好吃

1. 為什麼餐飲店的蝦仁這麼有彈性

一些餐飲店裡的水晶蝦仁，蝦肉透明，又大又有彈性。可是我們自己在家裡無論如何也做不出這樣的口味；就是去買市場上製作好的蝦仁半成品，拿回家在低溫油鍋裡過一下，也比自己做的強。

其實大部分的奧祕就在配料和添加劑裡。水晶蝦仁要做得好，功夫在炒菜前。傳統作法的要訣是，蝦仁先要洗淨，水要吸乾，然後加入蛋白、澱粉、水等漿料，讓蝦仁重新吸飽水漲發，再用低溫滑炒。現在連鎖餐飲業的中心廚房要做好成百上千份水晶蝦仁的前處理加工，要求就不一樣了，例如保存期限要延長，從中心廚房到餐館，再到顧客點菜，短則一星期，長則一月有餘。為了讓蝦仁漲發得更大，持水性更好，保存期限更長，複合持水劑、乳化劑、保鮮劑、殺菌劑等添加劑都用上了。到了餐飲門店的廚房以後，就是「見證奇蹟」的時候，只需把處理好的蝦仁放入油鍋，不需多時，一盤晶瑩透亮的水晶蝦仁就呈現在你的眼前。

2. 為什麼飯店裡的牛肉比自己家做得嫩滑

有些餐飲店在對牛肉和牛排進行前處理時，為了讓食客感覺牛肉嫩，加嫩肉粉或蘇打粉；為了保持牛肉的水分，加磷酸鹽；為了使牛肉呈鮮紅色，加亞硝酸鈉；有的牛肉在前醃製時還要用臭粉。臭粉化學名叫碳酸氫銨，遇熱會放出氨氣，氨氣有股臭味，所以叫臭粉。加了臭粉的牛肉下油一炒，氣體從肉中跑出，牛肉纖維組織會變得柔鬆。這就是牛肉口感柔嫩的奧祕。至於其他色素和香料、鮮味劑則是各顯神通了，一盤鮮嫩油亮的牛肉菜餚端上你的餐桌，上面絕不會標注裡面添加了什麼。

3. 為什麼有些火鍋紅湯久煮也不會變色

隨著火鍋業態擴張，用貨真價實的材料熬煮原汁原味的火鍋湯料根本滿足不了供應。真正的高湯需要用牛骨、豬排、雞胸等原材料，用小火慢慢熬製半天以上，時間越久，湯味就越濃，而現在有些火鍋店動起了使用添加劑的腦筋。只需用「水解蛋白」、「複合鹹味香精」、「人造牛油」就可做成火鍋底料和豬骨高湯。開水一沖，清水就能變成又香又鮮的高湯。尤其是有些紅湯，久煮不變鮮紅之色，哪有這麼耐熱的紅色食用色素？一查下來，原來加了「升級版」的蘇丹紅——玫瑰紅B，又叫羅丹明B，也是化工染料，是非

法添加的人工色素。

餐飲添加劑有哪些健康風險

1. 成分不明，用量不準

在各地的餐飲調料批發市場，你可看到琳琅滿目的添加劑和調味料：要香有各式人工香料；要鮮有各式人工鮮味劑，比雞精、味精更鮮美、更便宜；你在街頭早點攤買的包子、餃子、餛飩、麵包裡，可能用了各式漂白劑、膨脹劑、人工香料與食用色素，油條、甜甜圈裡可能用了膨脹劑，甚至鋁與鉛等金屬含量超標。

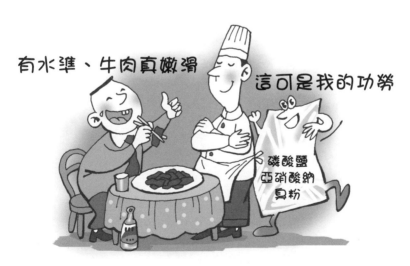

一盤菜餚端上來，消費者往往不知道其中添加了什麼？

這些種類繁多的食品添加劑，雖已強制規定需於食品包裝上進行標示，然而，先不說這些添加劑在食品中的含量並未說明，建議用量是否精確，在實際操作中又有多少人會去精確計量呢？此外，是否所有的添加劑都被如實標示呢？

> ★ ☆ ★ 小叮嚀 ★ ☆ ★
>
> 廚師一般只憑自己的感覺和口味來放食品添加劑，為了讓菜和湯味道特別鮮美，往往會過量使用。

　　再者，外食一般都是廚師與製作者憑自己的感覺和口味來放，為了讓菜和湯味道特別鮮美，通常超量地添加。常有推銷商到飯店上門促銷各種添加劑。採購什麼添加劑由飯店老闆和總廚決定，他們關心的是價格和效果，至於是否安全合格，他們往往不考慮。

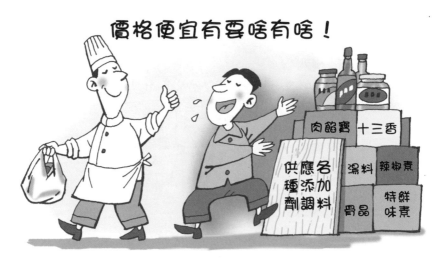

有的餐館只關注價格和菜餚味道，不考慮消費者的健康安全

2. 監管有死角，安全無保障

2013年衛生署多次修改、補充了使用食品添加劑的法律依據和對應罰則，但在實踐中，有關制度卻很難落實。

對於工業化生產的包裝食品，由於有相關法規的約束，其中含有的食品添加劑必須一一標明，監管機構可對添加劑使用情況進行檢查。但對於速食等餐飲食品，食品添加劑應該怎麼標注？怎麼讓消費者有知情權？監管部門怎麼監管？餐飲單位按什麼標準生產？餐飲單位自行在菜餚和點心中使用的添加劑是否要到相關部門備案？這些問題都有待解決。真正要做到對每個廚師每份菜規範添加劑的使用量，難度很大。

另外，近年來，有不少飯店和企業開發了半成品菜餚、節日家宴套餐、熟食等產品。這類食品在市場上有一定的流通時間，有些產品也要使用添加劑，而對這類食品的監管目前還很缺乏。因此，呼籲餐飲和相關食品生產企業不要亂加食品添加劑；即使加了，也要讓消費者和監管部門知情。同時，呼籲相關食品安全監管部門，加強針對餐飲企業以及半成品食品生產企業有關食品添加劑使用問題的監管。食品安全監管一旦有死角，危險就不遠了。

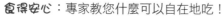在外用餐要留心什麼

1. 慎選餐館

　　街邊的小攤小販和小餐館，為了降低成本，濫用食品添加劑或加入非食用物質的可能性比較大。有的甚至用添加劑掩蓋劣質食品的品質問題。因此，在外用餐時，要選擇比較大、有品牌、口碑好的餐館，盡量少去衛生條件差的路邊攤和小餐館。

2. 少吃西式速食

　　西式速食中炸雞、薯條、漢堡中均加入了多種添加劑，在霜淇淋、麵包、薯條中還存在反式脂肪酸。長期食用會給人們，尤其是青少年的營養和健康帶來負面影響。

3. 聰明點菜

　　上餐館點菜是一門學問。大家一般比較重視口味和價格，其實營養和安全也是要留心的重點。明智的消費者在點菜時要注意「六個一點」——菜色淺一點、香味淡一點、口味輕一點、素菜多一點、種類雜一點、總量少一點。

·菜色淺一點

不要講究「濃油赤醬」，過分豔麗的菜色難免加了色素。就拿飯店的鮮榨果蔬汁來說，真的100%果蔬原料榨出的汁，顏色不會很鮮豔，很快會氧化變色。於是，一些飯店就給黃瓜汁加綠色素，橘子汁加黃色素，或兌入包裝的加工果汁。久煮不變色的紅湯和辣椒醬等，其中可能非法加入了化工原料，千萬不要吃。

·香味淡一點

自然之菜香，往往醇而不濃，久而不烈。剛上菜時香氣撲鼻，但香氣不持久，只有開始聞到的頭香，沒有原料天然的香氣，這樣的菜一定加了香精、香料。

·口味輕一點

盡量少點過分香、鮮、辣的菜餚。菜餚中的鹽和調味料盡量少些。有些人的舌頭味蕾被各種調味料麻痺了，覺得清淡的菜餚沒有滋味。其實，食物原料各有其味，淡中有滋味。只會靠加味精等鮮味調料提鮮味的廚師，是不合格的廚師。其實，要想菜的口味變濃很容易，只要加入鮮味劑、甜味劑、酸味劑和其他各種調味料就可以了，可是要做到淡而有味就難上加難了。

·素菜多一點

現在大部分人點菜的比例是葷多素少，酒多飯少，油多湯少。這麼吃的結果是，血脂高、血糖高、血壓高。根據膳食平衡原則，蔬菜、豆類製品要佔總菜量的一半以上。少吃用油煎、炸的菜餚和點心。

· **種類雜一點**

一是分散風險，二是均衡營養。

· **總量少一點**

少吃長壽，少吃安全。什麼菜都吃一點，什麼菜都少一點，不要因為喜好某樣菜而偏食多吃。許多風險都是偏食某種食物造成的。萬一吃到一種有毒的菜，吃的量少，毒性就小，甚至可以忽略不計。

> **★ 小叮嚀 ★**
>
> 從健康和安全的角度來看，砂鍋菜很不錯，油少湯多菜雜。

某些「鮮榨果汁」怎麼出籠

僅僅半個水果，加上增稠劑、果味香精，再倒入純淨水，放入榨汁機攪勻，就是以假亂真的「鮮榨果汁」。

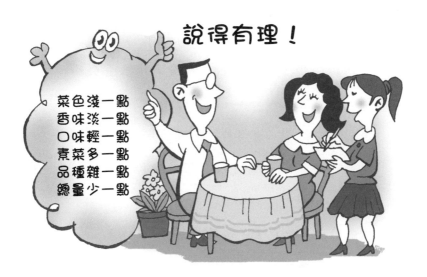

消費者點菜要聰明點

可能有添加劑的菜餚

水晶蝦仁——小蘇打、修飾澱粉等

黑胡椒牛排——嫩肉粉（成分為木瓜蛋白酶，屬酵素製劑）、亞硝酸鈉、異抗壞血酸鈉等

黑胡椒牛柳——嫩肉粉、亞硝酸鈉、碳酸氫銨等

蠔油牛肉——碳酸氫銨、修飾澱粉、焦糖色素、蠔油香料等

水煮魚——紅色素、鮮香料等

腸旺——檸檬酸鈉、甲醛（非法添加物）等

各式火鍋湯——複合香精、複合調味料、複合湯料等

漢堡牛肉餅——亞硝酸鹽、磷酸鹽等

炸雞、炸薯條——抗氧化劑、特丁基對苯二酚（非法添加物）、聚二甲基矽氧烷（非法添加物）等

鮮榨果汁—色素、甜味劑、黏稠劑（糊料）等

防 範 攻 略

對象：餐飲食品添加劑。

危害：廚師通常憑感覺放入添加劑，很容易超量使用，安全性難以保障。

來源：餐飲飯店製作的菜餚。

要點：

★在外用餐時，選擇比較大、有品牌、口碑好的餐館，盡量少去衛生條件差的路邊攤和小餐館。

★少吃炸雞、薯條、漢堡等西式速食，以減少長期接觸食品添加劑對健康的影響。

★點菜時不要講究「濃油赤醬」，不要點顏色過分豔麗的菜餚。尤其是久煮不變色的紅湯和辣椒醬等，千萬不要吃。

★要警惕香氣過分濃郁的菜餚。剛上菜時香氣撲鼻，但是香氣不持久，沒有原料天然的香氣，這樣的菜一定加了香精、香料。

★口味清淡一點，盡量少點過分香、鮮、辣的菜餚。菜
　餚中的鹽和調味料盡量少些。

★點菜時，蔬菜、豆類製品要佔總菜量的一半以上。少
　吃用油煎、炸的菜餚和點心。

★點菜的種類雜一點，一來分散風險，二來均衡營養。

★什麼菜都吃一點，什麼菜分量都少一點，不要因為喜
　好某樣菜而偏食多吃。

三、什麼顏色的食品吃不得？

 雞蛋麵裡沒雞蛋，全用食用色素染

雞蛋麵是家中尋常可見的料理，煮完麵、加個蔥花、再打顆蛋，幾分鐘後，一碗熱騰騰的美味就出爐了，輕鬆又簡單。考季時，學生晚上念書到深夜，心疼孩子的母親往往會下一碗雞蛋麵當作消夜，替孩子補充營養，但市售雞蛋麵的成分您有仔細看過嗎？

某自有品牌雞蛋麵，即被踢爆成分表只有麵粉、水、鹽和食用色素黃色5號，根本沒有蛋！麵條表面令人食指大動的漂亮黃色，完全是用食用色素染出來的，令消費者直呼「騙很大，再也不敢吃了！」廠商迅速做出回應表示，製造商宣稱有加蛋粉，只是沒有標註在包裝上，但連蛋粉都不寫，那其餘食品成分和各種添加劑是否真的有如實標示呢？北市衛生局表示，未依規定標示最高可罰新台幣300萬元。

什麼是色素

　　食品安全事件中曝光頻率最高的名詞之一就是色素。色素在食品添加劑中又名著色劑，是賦予和改善食品色澤的物質。目前允許使用的食用色素有近40種，分為天然色素和人工合成色素兩大類。

　　天然色素來源於天然物質，主要從植物組織中提取，也包括一些來自動物和微生物的色素。有些天然色素安全性較高，如梔子黃、紅花黃等，其使用範圍和最大用量都超過人工合成色素。也有少數天然色素的毒性比合成色素高。

　　人工合成色素是指用人工化學合成方法所製得的有機色素，大部分是以從煤焦油中分離出來的苯胺染料為原料製成的。人工色素台灣目前可使用的法定食用煤焦色素只有下列八種：紅色六號、紅色七號、紅色四十號、黃色四號、黃色五號、綠色三號、藍色一號、藍色二號。與天然色素相比，合成色素具有色澤鮮豔、著色力強、性質穩定等優點，尤其是具有價格便宜的優勢，使得生產廠商更樂意使用它。

　　為什麼現代食品加工離不開色素？說實話，就是為了改善、修飾、掩蓋食品本色，提高人們的食欲和購買欲。是

的，如果沒有色素，大家可能發現紅色的香腸變為灰腸，可口可樂是無色的，蛋糕是全白的，糖果也不會是五顏六色的……現在貨架上的食品基本黯然失色。

某些人工合成色素和工業染色劑有什麼危害

1. 工業染色劑用於食品後患無窮

按目前國家標準許可使用的食品著色劑的性質，大部分天然色素和一些人工合成色素在加熱和光照條件下容易褪色變色。工業上用的合成染色劑不但性質穩定，色澤鮮豔，價格也低廉，因此常常被一些不法廠商用於食品的染色。目前被發現非法用於食品的工業染色劑有蘇丹紅三號、蘇丹紅一號、奶油黃（二甲氨基偶氮苯）等。特別是蘇丹紅一號，2005年初在英國和中國大陸地區都引起了很大風波，被污染的有辣椒醬等近百種產品，涉及到不少國際著名的食品公司。

人工合成工業染色劑都有不同程度的毒性。如，蘇丹紅一號能使老鼠、兔子等動物罹患癌症，也能造成人體肝臟細胞的DNA突變。歐盟的一些國家早在1995年就立法嚴禁將

其用於食品，我國也緊隨其後將其列為危險致癌物，僅限工業使用。比起蘇丹紅一號，蘇丹紅四號不但顏色更紅豔，毒性也更大。國際癌症研究機構將蘇丹紅四號列為第三類致癌物，可見其危害之大。

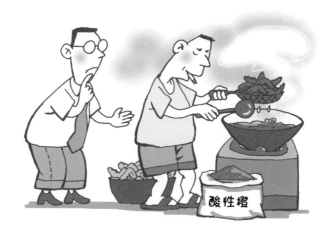

2. 某些人工合成色素有致癌性

　　早在20世紀初，科學家就發現用猩紅色素餵養的動物肝癌發病率是100%。後來，科學家在原來使用的一百多種人工合成色素中，不斷發現其中的幾十種具有致癌性。例如，過去曾被用於人造奶油著色的奶油黃（二甲氨基偶氮苯），被證實可以導致人和動物患肝癌等。此外，許多食用合成色素除了本身或其代謝物有毒，在生產過程中還可能混入砷和鉛。

到目前為止，台灣人工色素目前可使用的法定食用煤焦色素只有下列八種：紅色六號、紅色七號、紅色四十號、黃色四號、黃色五號、綠色三號、藍色一號、藍色二號，和它們各自的鋁麗基，還有合成的 β 胡蘿蔔素、銅葉綠素鈉和二氧化鈦等，而且對其使用範圍和使用量都有所規定。

事實上，食用色素只要按規範使用，安全性是有保障的，大家不必過於擔心。當然，如果超出標準規定的使用範圍和限量，還是會帶來危害，值得注意的是，對於人工色素的使用限量，有部分種類衛生署無明確的數字限量，而代以「本品可於各類食品中視實際需要適量使用」，然而，視實際需要適量使用之「適量」的「量」又是多少呢？

🍒 花花綠綠的兒童食品有什麼危害

英國南安普敦大學應英國食品標準局要求，進行「食用人工色素對兒童的影響」的研究，結果發現，標示為「黃色四號、黃色五號、紅色六號、紅色四十號」的四種食用人工色素，可能

★ ★ ★ 小叮嚀 ★ ★ ★

盡量少買含食用色素黃色四號、黃色五號、紅色六號、紅色四十號等色素的兒童食品。

會導致兒童過動，並可能造成兒童智商下降五分。當時研究者形容，「人工色素對兒童的影響，和石油中的鉛一樣毒」。

2010年7月，歐盟因此發布了一項法令，引起人們的廣泛關注。法令要求，歐盟成員國出售的食物如含有黃色四號、黃色五號、喹啉黃、紅色六號、紅色四十號等五種人工合成色素，必須加上「可能對兒童的行為及專注力有不良影響」的警告字樣。

我們的家長也應瞭解相關資訊，在選擇食品時，留意食品的使用添加劑列表，少選擇含有上述添加劑的食品。同時，盡量避免給孩子吃色素含量高、色彩鮮豔的食品。含色素過多的食品會對孩子們的健康帶來隱患。

隱患1：兒童正處在生長發育階段，肝臟的解毒功能和腎臟的排泄功能都不夠健全，神經系統發育也不完善。如果長期吃過多的著色食品，可能影響兒童的生長代謝，損害體內的亞細胞結構，影響神經系統，從而導致腹瀉、營養不良、過敏、好動等症狀。

隱患2：一般10歲孩子的允許攝入量為成年人的一半。

> ★ ★ 小叮嚀 ★ ★
> 兒童與成年人對色素的允許攝入量會有不同。

也就是說，家長和孩子同樣吃一盒霜淇淋，吃下的色素等添加劑的量是一樣的，但家長的允許攝入量是孩子的2倍。現在有些孩子胃口很大，家長特別要加以控制，不要讓他們多吃添加色素的食品。

父母給孩子選擇食品要注意什麼

多看看包裝食品標籤上的成分表，重點看看有哪些添加劑，以免過量攝取某些食品添加劑，包括食用色素。不能分辨色素是否過量的時候，可以選擇有品牌的產品。

保證孩子的均衡飲食，注意食品的多樣化，每天食用的食物在20種左右。不要放任孩子只挑他們喜歡的吃，特別是果凍、巧克力、糖果、洋芋片、炸雞、炸薯條、可樂、霜淇淋、蛋糕等。

食物多樣化不僅是營養均衡的保證，也是食品安全的保證——食品中的色素要攝入一定量以後才有可能對人體造成傷害，而我們可以減少這些含色素食品的攝入量。

如何防範色素和工業染色劑的危害

1.「一停二看三通過」

購買食品時，首先仔細看看包裝的標籤，有哪些色素等添加劑。再看看所選食品的品質情況，是否有異常和疑問。

上餐館不要急著點菜，先看看鄰座的菜，對該餐館的菜餚品質有所認識，以免被菜單上的照片和推薦所迷惑。

2.「察顏觀色」

目前沒有一個國家標準允許使用的紅色素可以耐高溫，長時間不變色，所以當看到火鍋湯料久沸而不變其紅，熟肉製品久燒「面不改色」，不用檢測就可以肯定是加了非法添加的紅色素。辣椒、火腿、叉燒、醬汁肉等是違規使用化學合成的紅色素的重災區，已發現的非法添加紅色染色劑有玫瑰紅B、蘇丹紅等。

有些食物的保綠也是國際食品界一直未能很好解決的難題。尤其是加工後的蔬菜，目前一般規範的加工技術很難做到使其長時間鮮綠不退，而不法的加工技術常用酸性綠等化工染色劑，可使蕨菜、貢菜、海帶等達到長期保持鮮綠的目

的。因此，凡是食品久放鮮綠不褪色，就很值得懷疑。

面對其他顏色鮮豔的食品，也要具有懷疑精神，多問問「為什麼」，在購買前仔細觀察、鑑別。如果無法確定產品的品質，安全起見，選擇大企業生產的有品牌的產品。

3. 顏色淺些，種類多些

在購買食品特別是兒童食品時，要注意挑選色淺、自然的產品。同時，要注意種類的豐富性，不要長期食用含有色素的食品。

國內外有「前科」的染色食品

顏色	有「前科」的食品	可能的添加物	類別	性質	危害
紅色	荔枝、餡餅、辣椒粉、調味醬、鹹鴨蛋、山楂片、香腸等肉類製品等	羅丹明B（玫瑰紅B）	化工染料	非法添加	對動物致突變、致癌
		蘇丹紅	化工染料	非法添加	同上，可能使人患肝癌
		食用紅色六號（胭脂紅）	食品添加劑	超範圍使用	每日允許攝入量為7.5毫克／公斤
橙色	黃魚、鮑魚汁、醃滷肉製品、紅殼瓜子、豆瓣醬、鮮橙等	酸性橙Ⅱ	化工染料	非法添加	對動物致突變、致癌

顏色	有「前科」的食品	可能的添加物	類別	性質	危害
黃色	豆乾、豆腐皮、黃魚、小黃魚等	鹼性橙Ⅱ（又名王金黃、塊黃）	化工染料	非法添加	對動物致突變、致癌
		鹼性嫩黃	化工染料	非法添加	人接觸或者吸入會引起中毒
		鹼性黃	化工染料	非法添加	對動物致突變、致癌
		食用黃色四號（檸檬黃）	食品添加劑	超範圍使用	每日允許攝入量為7.5毫克／公斤
綠色	綠茶等	美術綠	化工顏料	非法添加	含鉛、鎘，可對人體中樞神經、肝、腎等造成損害

可能著色的菜餚

一些餐館用色素來給菜調色，把它當作經濟高效的烹調手段。除了超量和超範圍添加食品添加劑，更惡劣的是把一些危險的工業染料和顏料用在菜餚上。

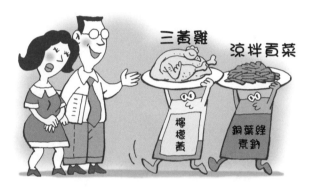

有些餐館超量或超範圍添加色素

豆乾——皂黃

三黃雞——食用黃色四號

紅燒肉——酸性橙

涼拌貢菜——銅葉綠素鈉

水晶餚肉——亞硝酸鈉（發色劑）

小竅門

如何鑑別染色茶葉

染過色的茶葉芽芯絨毛是綠的，裝茶葉的袋子表面也會留下綠色的絨毛。用開水泡茶，放置半小時後，如果茶水的顏色發生下深上淺的分層現象，該茶葉就有可能摻有化學染料。

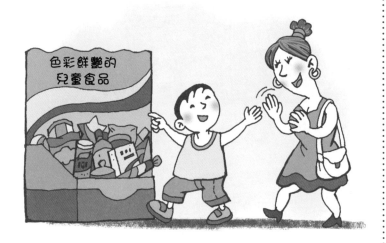

面對色彩鮮豔的食品，購買前要仔細觀察和鑑別

防 範 攻 略

對象：違規使用的色素，非法添加的化工染料。

危害：對人體中樞神經、肝、腎等造成損害，甚至致
癌。

來源：各種彩色食品。

要點：

★購買食品時先仔細看看包裝的標籤，有哪些色素等添
加劑。再看看所選食品的品質情況，是否有異常和疑
問。

★上餐館不要急著點菜，先看看鄰座的菜，對該餐館的
菜餚品質有所認識，以免被菜單上的照片和推薦所迷
惑。

★面對顏色鮮豔的食品，要具有懷疑精神，多問問「為
什麼」，在購買前仔細觀察、鑑別。

★辣椒、火腿、叉燒、醬汁肉等是違規使用化學合成的
紅色素的重災區。對於這些食品，要仔細辨別，確認
品質安全後再購買。

★如果發現蕨菜、貢菜、海帶等食品久放鮮綠不褪色，不要購買和食用。

★如果無法確定產品的品質，安全起見，選擇大企業生產的有品牌的產品。

★在購買食品特別是兒童食品時，要注意挑選色淺、自然的產品。

★注意種類的豐富性，不要長期食用含有色素的食品。

四、哪些食品中有非法添加物

 ## 嬰兒怎麼得了腎結石（引自──台灣各媒體報導）

2008年6月，位於大陸甘肅的第一醫院有一名嬰兒。經檢查，孩子患的是腎結石。這麼小的孩子怎麼會得腎結石？家長和醫生都感到疑惑不解。不久，醫院又陸續收治了多位患腎結石的嬰幼兒。家長們反映，孩子從出生起就一直食用河北石家莊三鹿集團所產的三鹿嬰幼兒奶粉。相關部門隨即展開調查，結果在三鹿奶粉中檢測到了三聚氰胺。

三聚氰胺是一種化工原料，可用於塑膠、塗料、黏合劑、食品包裝材料的生產。這種化工原料怎麼會出現在奶粉裡？原來，添加三聚氰胺會使得食品的蛋白質測試含量變高，用普通方法根本檢測不出來，劣質食品因此得以順利通過檢測，蒙混過關。於是，一些不法份子在原料奶或奶粉中

添加三聚氰胺，以降低成本，謀取非法利益。

三鹿毒奶粉在中國大陸地區的乳製品行業引發了「地震」，又因為大陸為各國原料加工廠，亦連帶引發台灣乳製品與相關食品業的動盪。衛生署緊急開展了嬰幼兒奶粉、奶精、三合一飲品等含乳製品三聚氰胺含量的專項檢查，在包括知名品牌在內的很多產品中檢出三聚氰胺。

食品中為什麼會出現非法添加物

為什麼在食品中非法添加非食用物質的事件頻頻發生？大部分事件的原因是為了一個字——「利」。只要有利可圖，就會有人鋌而走險，不惜做出傷天害理的事情。例如，為了降低成本，用工業酒精製售白酒，用各種工業染料將鴨蛋染紅，黃魚塗黃，茶葉增綠，等等。

濫用食品添加劑和非法添加事件頻頻發生，2010年全國共檢查食品添加劑企業多起，這都是巨大的數字。其實，在食品中非法添加非食用物質，不是一般的食品安全事件，而屬於犯罪行為，必須予以刑事追究和經濟制裁。

一些國家專門針對人為故意在食品中非法添加行為展開研究，提出食品防護行動計畫。美國有些大型食品公司會聘

用退休的警員來專門負責食品安保工作，像員警對付罪犯那樣，從罪犯思考角度出發，研究他們會在哪些食品中下手，會將什麼物質加在食品中，在什麼環節中加，加的動機和目的是什麼等等。

食品行業必備「四心」

從事食品行業，應該具備「四心」──良心、愛心、善心、細心。沒有良心，只有貪心，想不法獲利就會在牛奶中加三聚氰胺；沒有愛心，心懷仇恨，就會為洩憤在餃子中投劇毒農藥；沒有善心，只顧自己，不顧眾生，就會把塑化劑摻到各種飲料和其他產品裡；沒有細心，工作粗心大意，可能無意把亞硝酸鈉當食鹽加到學生的營養午餐中。

非法添加的危害有多大

非法添加物大部分是工業化學品，除了已經曝光的一小部分，國際權威機構進行了有關毒性的評估，大部分還只

是動物試驗的結果。的確，要把這些有毒物質在人體上做試驗是很難實現的，所以，許多對人體的毒性是根據對動物的毒性推算出的。例如，關於三聚氰胺的毒性，可依據的是用大鼠、小鼠和狗等動物做試驗得出的資料。大鼠、小鼠食用含有三聚氰胺的食品造成的主要中毒症狀是形成結石、炎症反應和膀胱增生，並可進一步誘發癌症。三聚氰胺進入人體後，分解生成三聚氰酸，三聚氰酸和三聚氰胺形成大的網狀結構，造成結石。這在因食用非法添加三聚氰胺的奶粉中毒事件中得到了證實。不管毒性怎樣，只要是非法添加的非食用物質就是危害人類的，必須嚴懲。

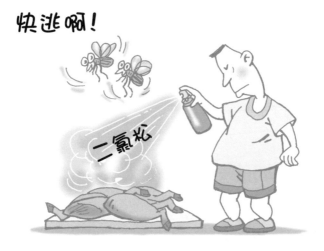

非法添加物可能危害健康

國內外幾種常見非法添加物可能造成的危害

非法添加物	可能被非法添加的食品	效果	對人體的危害
吊白塊（甲醛次硫酸氫鈉）	粉絲、麵粉、竹筍等	增白	在體內分解為甲醛，會引起肺水腫、昏迷、休克，對視神經、胃腸道都有損害
蘇丹紅	辣椒粉、辣椒醬、鹹鴨蛋等	使辣椒等顏色鮮亮	有致癌性，對人體的肝腎器官有毒害
硼砂	麵條、餃子皮等	使麵製品口感有彈性，不易變質	連續攝入後會在體內蓄積，對消化系統產生危害，引起急性中毒
三聚氰胺	牛奶及乳製品等	提升食品檢測中的蛋白質含量指標	造成生殖、泌尿系統損害
工業用甲醛	海參、魷魚等乾水產品	改善食品的外觀和質地	破壞新陳代謝功能，損壞中樞神經系統，損害肝、腎功能
罌粟殼	火鍋底料等	使人體產生快感，進而產生依賴性	長時間食用後容易上癮，嚴重者會出現類似吸毒的症狀
二氯松	火腿、鹹魚、臘肉等	防腐、防臭	二氯松是劇毒農藥，微量毒性長期累積，會對人的呼吸系統、神經系統和臟器造成危害
工業礦物油	白米等	增加光澤	引起腸胃不適，甚至急性食物中毒

非法添加物	可能被非法添加的食品	效果	對人體的危害
工業硫磺	生薑、銀耳、竹蓀、筍乾、鮮筍、金針花等	增白，改善食品外觀，延長保存期限	導致胃腸道功能紊亂，對血液細胞有毒性作用，甚至可以致癌
螢光增白物質	蘑菇等	漂白，延長保鮮期	影響神經系統，降低人體免疫力，加重肝臟負擔，過量食用可能致癌

小竅門

為方便一般消費者理解和記憶，根據歷年來國內外被查處曝光的問題食品，編成了如下可能被非法添加的食品的「黑配方」。需要聲明的是，列上這張黑名單的食品不一定都是問題食品，只不過提醒大家在購買這些食品時要留個心眼，小心有非法添加或濫用添加劑的可能。

有「前科」的被非法添加的食品的黑配方

炸排骨＝病死豬肉＋醬油＋油

林蛙油和雪蛤油＝牛蛙油＋青蛙油＋包裝

無脂奶粉＝三聚氰胺奶粉＋過期奶粉

蛋白粉＝黃豆＋工業級液鹼＋鹽酸

滷牛肉＝劣質豬肉＋亞硝酸鈉＋磷酸鹽＋食用紅色六號＋紅麴粉＋牛肉香精

珍珠奶茶＝香精＋奶精＋糖精＋糊精

毛血旺＝豬血＋檸檬酸鈉＋甲醛

白醋＝工業醋酸＋自來水

粉條、米苔目＝墨汁＋石蠟＋檸檬黃＋果綠＋玉米澱粉

白酒＝工業酒精＋水＋香精

葡萄酒＝酒精＋甘寧＋色素＋檸檬酸＋橡木片

怎樣應對非法添加行為

　　一樁非法添加案件被曝光以後，隨著有關機構展開法律行動，涉案人員受到懲治，相關領域的非法添加行為會暫時平息下來。但是，由於利益的誘惑依然存在，一段時間以後，又會有人幹起同樣的勾當，被非法添加的問題食品重新流入市場。

　　這些人明知有毒還要加毒，其罪行令人髮指。生產假酒

也是非法添加的多發事件。其中更惡劣的是用含甲醇的工業酒精生產假酒，使人中毒致殘，甚至死亡。許多惡性事件致死致殘人數高達幾百人之多。

因此，面對食品中非法添加行為屢禁不止的現實，消費者應該多掌握科學知識，理性消費。一些非法添加的行為，就是為了滿足消費者追求「色、香、味」的心理。如果我們知道那些格外白淨、色澤豔麗的食品很可能用非法添加物處理過，或過量使用了合法添加劑，就要避免購買，杜絕這種非法添加行為，使其沒有市場。

可能加入化學物質的食品（括弧內是加入的作用）

豆腐皮、粉絲、麵粉、竹筍←吊白塊（漂白）、王金黃、塊黃、鹼性嫩黃（染黃）

乳類及乳製品←蛋白精、三聚氰胺、革皮水解物（冒充牛奶蛋白）、硫氰酸鈉（牛奶保鮮）

無抗生素奶←β-內醯胺酶（降解牛奶中的抗生素）

辣椒醬、調味品←蘇丹紅、玫瑰紅B（染紅）

肉丸、涼粉、涼皮、麵條、餃子皮←硼酸與硼砂（改良品質、防腐）

海參、魷魚等乾水產品、鴨血、豬血←工業用甲

醛、工業用火鹼（漂白、防腐）

白砂糖、辣椒、蜜餞、銀耳、龍眼、胡蘿蔔、薑←工業硫磺（漂白）

糕點←富馬酸二甲酯（防黴）

火腿、魚乾、鹹魚←二氯松（延長保存期限）

豬肉、禽肉、動物性水產品←硝基呋喃類藥物（防病感染）

豬肉、牛羊肉←鹽酸克倫特羅、萊克多巴胺等（提高瘦肉率）

小麥粉←過氧化苯甲醯、溴酸鉀（增白）

牛羊肉←玉米赤黴醇（激素催育增重）

飲料、乳製品、保健食品←鄰苯二甲酸酯類（改善品質）

1. 防「白」

　　現在食品消費有一種盲點，認為有的食品顏色白就是乾淨衛生、品質好。為迎合這種需求，精製的麵粉、饅頭，雪白的竹蓀、銀耳、水發筍乾等紛紛上市。凡是食品呈不正常、不自然的白色，十有八九會有漂白劑、增白劑、麵粉處理劑等化學品的危害。

　　目前「白色危害」有兩種。一種是超量、超範圍使用國家允許使用的食品漂白劑。還有一種更大的危害是，違法使用有毒有害的禁用的漂白化學品，常見的有甲醛次硫酸鈉（俗稱「吊白塊」）和甲醛（俗稱福馬林）。

市場上可能有「白色危害」的食品

米麵製品——麵粉、米粉、饅頭、水餃皮、包子

豆類製品——粉絲、豆腐皮

乾雜貨——竹蓀、筍乾、銀耳、金針花

水發產品——牛百葉、水發蹄筋

小竅門

怎樣識別經過漂白劑處理的食品

顏色比正常食品應有的色澤要淺，白得不自然、不正常。

二氧化硫殘留量超標的食品聞起來有明顯的硫磺類物質的刺激氣味。

用甲醛處理過的食品吃起來口感差，有澀味，無鮮味。

2. 防「豔」

顏色鮮豔得不自然、不正常的食品，極可能在添加色素方面存在問題。切記食品應有自然的色澤，要特別防範那些添加了有毒染色劑而長久保持色彩鮮豔的食品。

小叮嚀

購買兒童食品時最好遠離色彩過分鮮豔的產品。
對於保存期限過長的食品，購買時要警惕。

在肉製品中，按國家標準允許的範圍和劑量添加色素，可能達不到表面顏色紅亮的效果，而且時間長了紅色易變淡。為了達到誘人購買的目的，有些不法生產商在火腿、叉燒、醬汁肉中違規使用化學合成

的紅色素。市場產品抽查中還發現在鹹菜、小黃魚中使用工業用的黃色染色劑來添黃，在蕨菜、貢菜等蔬菜中使用酸性綠等化工染色劑來保綠，等等。尤其是一些兒童食品生產商，為了吸引消費者，過量使用人工合成色素。所以，在購買兒童食品時最好遠離色彩過分鮮豔的產品。

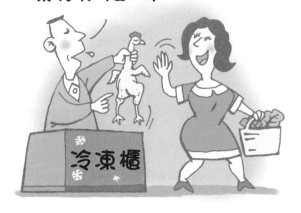

對於保存期限過長的食品，購買時要警惕

3. 防「長」

每一種食品都有在一定條件下的保存期限，採用某些技術可以適當延長保存期限。比如，新鮮肉禽原料在常溫下保存期限僅1天左右，如採取冷卻技術，在4℃的低溫下保存期限可長達1～5個星期。但是，如果某種食品包裝上標註的保存期限過長，其中很可能有非法添加物，最好不要購買。

4. 防「小」

　　要提防違規的小作坊式加工企業的產品。歷年來食品安全品質市場抽檢不合格的80%是小企業生產的產品。這些小企業對原材料不把關，不具備基本安全生產的條件，亦無生產品質標準，不具備食品檢驗能力，出廠不檢驗，難以保證食品品質安全。許多觸目驚心的食品安全事件的源頭就在這裡。

小竅門

真空包裝肉食怎樣選購才安全

　　根據澳洲和英國等國家的食品法規，採用真空包裝後加熱殺菌的熟肉禽類食品，在殺菌滿足一定要求的條件下，必須快速冷卻到3℃以下，而且在3℃下的保存期限僅為28天。這種規定是根據肉毒桿菌產生毒素的時間制定的。一般超市的冷藏櫃溫度大部分達不到3℃的要求，所以，這類產品的實際保存期限要低於28天。

　　因此，購買此類包裝食品，千萬看看生產日期，如果出廠超過3星期最好不要購買。買回來後，盡量加熱後再食用，以確保安全。

---

5. 防「低」

如果某食品的價格明顯低於正常水準，裡面肯定有「問題」。

目前我國食品行業的大部分食品處於微薄利潤，尤其對生產企業來說，利潤實際上已經很小了。對大中型企業、名牌產品來說，要保證產品品質，必須保證一定水準的生產成本，否則企業必虧；而有些小作坊式企業為了與大中型企業競爭，只能以降低品質來降低成本，這是它們唯一的機會。為利潤驅使，有些黑心不法份子不顧法律，置人們生命於不顧，用低級油來加工食品，用病死畜禽加工熟食，用澱粉代替奶粉，用色素、香精、酒精來做葡萄酒……從而使成本大大降低，正應了「便宜無好貨」這句話。

當然，市場上也有價廉物美的食品，消費者要善於識別。在無法辨明真偽優劣的情況下，寧可到正規商業管道，買價格相對高些、由大中型企業生產的產品。

6. 防「散」

對於私製米酒、散裝豆製品、散裝冷凍食品、散裝熟食等散裝食品，購買時一定要小心。

有的散裝食品沒有食品標籤，對於生產日期和保存期

限隻字不提。更讓人擔憂的是，散裝食品可能來自地下加工廠，是使用低級油、病死畜禽、工業酒精等非法原料生產出來的。

因此，在購買散裝食品時要仔細查看有無標示廠名、廠址、生產日期、保存期限、成分表、保存條件、食用方法，選擇正規企業生產的產品。

防 範 攻 略

對象：非法添加行為。

危害：引起食物中毒，損害臟器功能，甚至致癌。

來源：含有非食用物質或濫用添加劑的食品。

要點：

★凡是食品呈不正常、不自然的白色，很可能有非法添加劑，千萬不要購買。

★切記食品應有自然的色澤，要特別防範添加有毒染色劑而長久保持色彩鮮豔的食品。特別是在購買兒童食品時，最好遠離色彩過分鮮豔的產品。

★如果某種食品包裝上標註的保存期限過長，超過了正常的保存期限，其中很可能有非法添加劑，不要購買。

★提防違規的小型作坊式加工企業的產品，挑選由有信譽的企業生產的產品。

★對於價格明顯低於一般水準的產品，要認真鑑別。在

無法辨明真偽優劣的情況下，寧可到正規商業管道，購買價格相對高些、由大中型企業生產的產品。

★對於散裝白酒、散裝豆製品、散裝冷凍食品、散裝熟食等散裝食品，購買時一定要小心，要仔細查看有無標示廠名、廠址、生產日期、保存期限、成分表、保存條件、食用方法，選擇正規企業生產的產品。

五、阻擋塑化劑入口有哪些方法

 ## 怎麼會有「異常訊號」

怎麼會有「異常訊號」？衛生署食品藥物管理局檢測員楊女士感到驚詫不已。2011年4月，她給某公司的益生菌食品做例行檢測，查看其中是否含有用於減肥的西藥成分。在檢測時她發現了這個令人難以理解的異常訊號。照理說，追查這個異常訊號超出了她的職責範圍。但楊女士是兩個孩子的母親，對於兒童食品的安全非常關心。因此，她花了兩個星期的時間，細心地將這個異常訊號與各種物質的圖譜一一比對，結果意外地發現該食品中含有巨量「塑化劑」，含量超過台灣人平均每日攝入標準近600倍。就這樣，這位執著的母親無意間揭開了一個食品界暗藏許多年的黑幕。

塑化劑為非食用物質，在台灣被確認為第四類毒性化學物質，不得用於食品生產加工。有關部門循著線索追查後發

現，一家香料公司在其生產的食品添加劑「起雲劑」中違法摻入了塑化劑。讓人震驚的是，作為台灣最大的起雲劑供應商，這家公司將塑化劑當作配方生產起雲劑長達30年，原料供應遍及全台灣。隨著調查的深入，被塑化劑污染的食品名單不斷擴大，運動飲料、茶飲料、果汁、果凍、果醬、兒童營養保健品……受污染產品竟達數千種，包括多個知名品牌的產品也未能倖免。這起嚴重的食品摻毒事件震動全島，並迅速波及其他地區，於是各地相繼對食品展開塑化劑檢測。

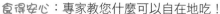什麼是塑化劑

塑化劑，又名增塑劑。塑化劑是一種工業原料，能增加塑膠的延展性、彈性及柔軟度。工業用的塑化劑種類很多，常用的有DEHP「鄰苯二甲酸二（2-乙基己）酯」、DINP（鄰苯二甲酸二異壬酯）等。塑化劑不是食品原料，也不是食品添加劑，嚴禁違法添加到食品中。

起雲劑

　　起雲劑是一種合法的食品添加劑，又叫乳濁劑、增濁劑。它能幫助食品乳化，使飲料避免水油分層，改善產品的口感和其他感官品質，使果汁等食品看起來色澤豔麗，香氣持久，品質穩定。起雲劑屬於黏稠劑（糊料）、乳化穩定劑的範疇，主要成分包括阿拉伯膠、乳化劑、棕櫚油等。合法的起雲劑不會使用塑化劑，台灣的塑化劑污染食品事件，是由於不法廠商為降低成本，用塑化劑替代價格高的棕櫚油和其他乳化劑原料所致。

塑化劑對健康有什麼危害

　　塑化劑中有部分鄰苯二甲酸酯類具有生殖毒性，是一種環境內分泌干擾物，也被稱為環境雌激素，長期大量攝入將影響人類的生殖和發育，可能使男子精子減少，造成孩子發育異常，包括生殖器變短小、性徵不明顯，誘發兒童性早熟。

　　塑化劑主要表現的是慢性毒性，和三聚氰胺不同，塑化劑不會在體內蓄積。動物試驗顯示，微量塑化劑在24～48小

時內可排出體外。因此，微量塑化劑對人體健康沒有明顯影響，不必過於恐慌。

塑化劑怎樣進入食品中

1. 在食品中非法添加塑化劑

塑化劑只能在工業上使用，根本不是合法的食品添加劑。但我們依然要警惕黑心廠商直接把塑化劑加入到食品中去。為規避風險，應購買有品質保證的食品，少喝奶茶等濃稠的飲料及其他可能違法添加塑化劑的食品。

> **小叮嚀**
>
> 正常生活中接觸到的微量塑化劑對人體的影響很小。

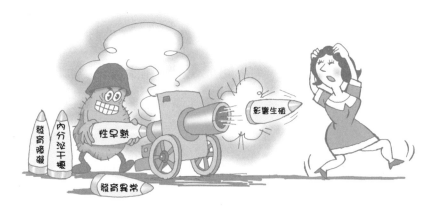

塑化劑的危害

2. 從環境中進入食品鏈

　　由於塑膠製品的廣泛製造和使用，塑化劑在空氣、水、土壤等環境中廣泛存在，並進入食品鏈，最終被攝入人體。

3. 從包裝材料中遷移到食品中

　　食品在儲存過程中會有微量塑化劑從包裝材料中遷移到食品中。合格的塑膠包裝材料遷移量不應超出有關標準。包裝材料中塑化劑的濃度、食品的油脂含量、與塑膠包裝的接觸面積、貯存時間、溫度，都會對進入食品的塑化劑含量產生影響。比如，食物油脂含量越高，加熱時包裝中的塑化劑與油脂的相互作用越大，進入食品中的塑化劑就越多。

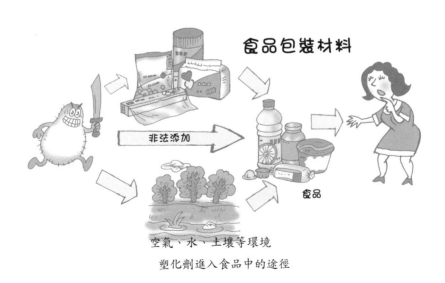

塑化劑進入食品中的途徑

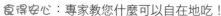

可能含有塑化劑的產品

除了被黑心廠商直接添加到食品中，作為一種工業原料，塑化劑還被廣泛應用於多種產品，可以說存在於生活的各個角落。

美容、美髮用品：口紅、指甲油、乳液、髮膠、香水、洗髮精等

醫藥保健品：藥品、保健品、醫療儀器（注射針筒、血袋和醫療用塑膠軟管）等

兒童用品：玩具、泡沫塑膠墊、奶瓶、奶嘴等

包裝材料：食品包裝材料、保鮮膜等

其他產品：一次性塑膠水杯、塑膠手套、雨衣、浴簾、壁紙、清潔劑、潤滑油等

怎樣避免攝入塑化劑

按照現代社會的生活方式，要完全避免攝入塑化劑幾乎是不可能的。正常生活中接觸到的塑化劑對人體產生危害的風險不大，但是，我們應從改變生活習慣開始，盡量降低從食物中攝取的塑化劑的含量。

1. 盡量用玻璃、陶瓷、不銹鋼取代塑膠製品盛放食物

與塑膠相比，玻璃、陶瓷、不銹鋼的性質更加穩定，與食品直接接觸更加安全可靠。

2. 正確鑑別塑膠包裝

‧認識常用的塑膠標誌

正規塑膠容器底部都有一個帶有數位的三角形符號，這就是塑膠回收標誌。三角形裡標有數位1～7，每個數字代表不同的材料。消費者可以透過這個標誌瞭解所使用的塑膠製品是由什麼材質製成的，應該在什麼環境下使用。

常用塑膠標誌和性質

回收標誌	塑膠名稱	耐熱性和使用限制	用途
△1 PET	聚酯	耐熱至70℃，不能循環使用，不能裝熱水	含氣或一般飲料瓶
△2 HDPE	高密度聚乙烯	可耐110℃高溫，不可微波加熱	塑膠食品袋等
△3 PVC	聚氯乙烯	千萬不要讓它受熱，也不要接觸油脂食品	很少用於包裝食品
△4 LDPE	低密度聚乙烯	耐熱低於100℃，超110℃熱熔時有害，不可微波加熱	保鮮膜、塑膠膜
△5 PP	聚丙烯	耐120～130℃高溫	蒸煮袋、可微波加熱的塑膠盒

回收標誌	塑膠名稱	耐熱性和使用限制	用途
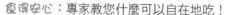 6 PS	聚苯乙烯	不能微波加熱，不能盛放滾燙的食物	泡麵保麗龍碗、塑膠餐盒
7 OTHER	聚碳酸酯（PC）或其他多種塑膠材質	有些聚碳酸酯（PC）在高溫下會釋放雙酚A，不應盛裝熱水	奶瓶、隨身杯、透明水壺

塑膠的毒性從哪兒來

塑膠有個很奇妙的毒性現象，叫作「有毒的單體，無毒的聚合體」。就是說，有些塑膠的單體有毒，但單體手拉手聚合起來就沒毒了。例如，聚氯乙烯（PVC）是由許多氯乙烯單體聚合起來的。氯乙烯單體對動物有致癌毒性，但是，如果這些有害的單體牢牢地拉起手，沒有或者僅有很少的單體逃逸，就變成無毒的。

聚氯乙烯（PVC）如果聚合不好，會殘留過量的氯乙烯單體，遷移到食品中會對健康帶來影響，所以現在基本不用聚氯乙烯（PVC）做食品包裝材料，尤其是不能用來包裝肉食、熟食和油脂食品。目前常用的食品包裝材料是聚乙烯（PE）和聚丙烯（PP），這兩種塑膠單體的毒性相對較低。但是，這些塑膠中所添加的塑化

劑、防老劑等輔料有一定毒性，如果使用不當也會對人體造成危害。

不要給寶寶使用塑膠奶瓶

許多嬰兒奶瓶、飲料瓶等聚碳酸酯（PC）塑膠容器及食品包裝中含有雙酚A。雙酚A是一種環境激素，可干擾人體內分泌，可能對嬰兒發育、免疫反應等產生影響。實驗表明，聚碳酸酯（PC）塑膠瓶裝上沸水後，雙酚A的釋放速度比室溫下增加54倍。根據歐盟新規定，其成員國從2011年3月1日起禁止使用含雙酚A塑膠生產嬰兒奶瓶，並從2011年6月1日起禁止進口此類塑膠嬰兒奶瓶。因此，為了寶寶的安全，應該盡量不要使用含有雙酚A的奶瓶。

小竅門

怎樣識別保鮮膜

一看：看產品包裝上有沒有材料的說明和回收標誌。由低密度聚乙烯（LDPE）或聚乙烯（PE）製成的保鮮膜比較安全，以聚氯乙烯（PVC）為原料或者是沒有寫明材質的盡量不要購買。

二摸：聚乙烯（PE）保鮮膜一般黏性和透明度較差，用手揉搓容易打開，也易向兩邊拉開延展。聚氯乙烯（PVC）保鮮膜的透明度、拉伸性和黏性都比聚乙烯（PE）保鮮膜強，用手揉搓以後不好展開，容易黏在手上。

三燒：聚乙烯（PE）保鮮膜用火點燃後，火焰呈黃色，離開火源也不會熄滅，有滴油現象，並且沒有刺鼻的異味。聚氯乙烯（PVC）保鮮膜用火燒時，火焰發黑，冒黑煙，有刺鼻的氣味，不會滴油，離開火源後會自動熄滅。

· 拒絕使用非食品塑膠包裝食品

（1）酚醛塑料（電木）：含有游離苯酚和甲醛，對人體有一定毒性，不適合存放食品和作食品包裝。

（2）尿醛塑膠（電玉）：無嗅無味，但在100℃沸水中或盛放醋類食品時，會有游離甲醛析出，對人體有害，所以不適於作為食具或食品包裝。

（3）超薄塑膠袋：一般傳統市場、早餐攤及街邊零散的商舖攤位，大都向顧客免費提供一次性超薄塑膠袋。這些超薄塑膠袋沒有任何標誌，聞上去大多有一股刺鼻的氣味。這種袋子是一些小作坊在塑膠再生顆粒料中加入不同的母色料製成的。多數塑膠顆粒生產廠家沒有能力對聚乙烯和有毒的聚氯乙烯做仔細區分，這樣混在一起生產的顆粒無疑是有毒性的，由它再製成的各種塑膠製品也就成了「毒物」。因此到菜場買菜，最好自己帶好品質安全的袋子，或者回家後立即把菜拿出來，放在安全的地方。買早餐時也盡量帶上自備的清潔安全的容器。

3. 合理使用塑膠包裝

・不要在高溫環境下使用

大多數塑膠的耐熱性都很差，不能進行高溫加熱，或者接觸高溫食物。如聚乙烯（PE）食品袋在112～135℃下就會融熔，而從熱鍋出來的油炸、油煎的食品溫度可超過130℃，融熔的塑膠成分很容易黏附在食品上。

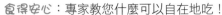

·不要長時間存放油、醋、酒

如果長期用塑膠容器盛放油、醋、酒類，一些有毒的塑膠單體或添加劑就有可能進入食品中。

現在超市賣的食用油多數採用大容積的塑膠壺包裝，普通家庭往往幾個月才能吃完。有關檢測研究顯示，在長期盛放油脂或者包裝肉製品的塑膠包裝裡，可檢測出塑膠添加劑的成分。因此，最好把買來的油倒在清潔的玻璃瓶中保存。塑膠包裝的醬類、醋、醬油等也應如此處理。

·不要反覆使用塑膠製品

有些人很節儉，用過的塑膠瓶和塑膠杯捨不得扔，而是反覆使用。其實，反覆使用的塑膠製品不僅化學和微生物污染增加，有的還可能釋放出致癌物，對免疫能力下降的中老年人尤為有害。

> **小叮嚀**
>
> 廢塑膠裡常含有硬脂酸鉛等重金屬和有機毒物。長期使用再生塑膠製成的塑膠袋包裝食品，容易導致慢性食物中毒和中樞神經方面的疾病，對人體的危害遠高於「地溝油」。根據國家規定，回收的塑膠產品不能直接用作接觸食品類的製品，只能製作為垃圾袋。

仿瓷餐具應處理後再使用

仿瓷餐具由於具有無毒、無味、美觀、耐摔、手感好等特點廣為消費者喜愛。仿瓷餐具是由密胺塑膠製成的。密胺塑膠由三聚氰胺和甲醛兩種單體組成。三聚氰胺在毒奶粉事件中已被大眾瞭解而臭名遠揚了，甲醛也是高毒性的致癌物，而兩者聚合而成的穩定狀態的塑膠卻沒有毒性。

然而，仿瓷餐具市場產品良莠不齊，品質差的產品存在安全隱患。此外，仿瓷餐具在長期酸、鹼或者持續高溫的環境下，有毒的單體分子會析出。也就是說，仿瓷餐具不能用於裝含油食品、酸性食品以及酒類食品，特別是不要將含油較多的食物放在仿瓷餐具中用微波爐加熱，防止產生劇毒氰化物。

可以把剛買回的仿瓷餐具放在沸水裡加醋煮兩三分鐘，或者常溫下用醋浸泡2個小時，讓有害物質如甲醛、三聚氰胺以及重金屬等析出，之後再使用可以相對安全些。

4. 改正不良的生活習慣

（1）雖然聚丙烯（PP）材質的保鮮盒可用微波爐加熱，但是，塑膠老化等問題也會產生安全隱患，尤其是加熱含油量高的菜餚時安全隱患更大。所以，用微波爐加熱食品時，最好使用玻璃或陶瓷材料的微波專用容器。

（2）如果用一次性餐盒或塑膠袋打包剩菜，回家後應馬上把菜倒出來放到玻璃或陶瓷容器中，千萬不要圖省事直接放入冰箱，更不能用微波爐直接加熱。

（3）不要用裝速食麵的塑膠碗直接沖開水泡麵。因為在泡麵的幾分鐘內，極微量的塑化劑可能進入速食麵，所以最好改用玻璃碗或瓷碗泡麵。

（4）選擇不添加塑化劑的保鮮膜保存食品，並避免將保鮮膜和食品一起高溫加熱。

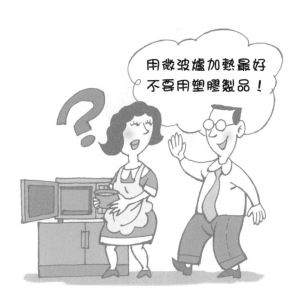

小竅門

怎樣辨別劣質一次性餐盒

很多人為圖方便經常用一次性餐盒裝食物。其實一次性餐盒的安全問題不可忽視。為了降低成本，違法企業在生產中使用來源不明的廢塑膠，並加入大量工業級碳酸鈣、滑石粉、石蠟等有毒有害材料，對消費者健康構成直接威脅。

辨別劣質一次性餐盒的方法很簡單：輕輕撕一下看會不會破，或摺一下看有沒有蠟印，如果容易破或出現蠟印，說明餐盒的品質不可靠。

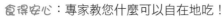 防 範 攻 略

對象：塑化劑。

危害：長期攝入可造成生殖和發育障礙。

來源：塑膠製品。

要點：

★盡量用玻璃、陶瓷、不鏽鋼取代塑膠製品盛放食物。

★學會辨認塑膠標誌（帶有數位的三角形），根據不同材質合理使用。

★拒絕使用非食品塑膠，如超薄塑膠袋等，包裝食品。

★避免用塑膠製品包裝高溫食物。

★不要用塑膠容器長時間存放油、醋、酒等食品。

★不要給嬰兒使用塑膠奶瓶。

★不要反覆使用塑膠瓶、塑膠杯等。

★盡量少用塑膠容器盛放食物在微波爐中加熱，最好使用玻璃或陶瓷材質的微波專用容器。

★選擇不添加塑化劑的保鮮膜保存食品，避免將保鮮膜和食品一起高溫加熱。

★盡量少用一次性餐盒裝食物，拒絕使用劣質一次性餐盒。

★打包回來的剩菜應立刻放到玻璃或陶瓷容器中，不要直接放入冰箱，更不能用微波爐直接加熱。

★不要用裝速食麵的塑膠碗直接沖開水泡麵，最好改用玻璃碗或瓷碗。

六、你吃的肉裡殘留了多少藥物

 鮮活的魚蝦吃了會致癌嗎?

2005年七月以來,大陸、香港、台灣的高級養殖魚類例如鰻魚、石斑魚等,紛紛傳出含致癌物質孔雀石綠(Malachite green)的消息,使得兩岸三地的消費者大為恐慌,而不敢食用養殖魚類。

孔雀石綠最被關切的毒性作用,大都來自動物實驗的結果。曝露時間的長短、濃度及溫度,都會影響孔雀石綠的毒性。在一些哺乳類動物的研究發現,孔雀石綠會引起以腎臟為主的內臟器官的傷害、突變及肝癌發生。大老鼠的研究上,也發現孔雀石綠引起甲狀腺、乳、及肺癌發生及器官發育異常。還原型孔雀石綠的半衰期,約長達六個月,因此會有累積作用。歐盟對孔雀石綠含還原型孔雀石綠的殘餘量規定,不得超過十億分之一公克(1ppb)。

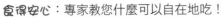

🍒 這些動物可能會吃什麼藥長大

1. 豬

·「瘦肉精」

「瘦肉精」是指一類能夠抑制脂肪、促進瘦肉生長的動物用藥的統稱，分為很多種。在經過動物實驗確認萊克多巴胺在動物的代謝反應和中毒劑量後，美國食品藥品監督管理局（FDA）於1999年開始容許萊克多巴胺被添加至牛豬飼料中，用來增加牛豬瘦肉比例，但是禁止直接使用於人體。歐盟則採禁用立場。

2012年7月6日，聯合國食品法典委員會Codex所通過的萊克多巴胺殘留標準草案，法定瘦肉精殘留標準為：牛肉、豬肉的殘留量為10ppb，豬跟牛的肝臟為40ppb、豬跟牛的腎臟為90ppb。

2012年7月25日立法院臨時會三讀修正通過食品衛生管理法部分條文，含萊克多巴胺牛肉解禁，未來台灣牛肉亦允許使用乙型受體素（瘦肉精）。

·抗生素

在母豬產前7天和產後7天，飼料裡會加廣譜抗菌藥。豬

得了其他病，還要吃更多的抗生素。

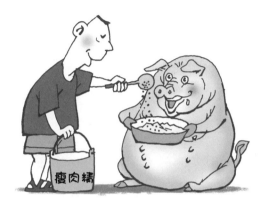

「瘦肉精」被非法添加到飼料中，增加豬的瘦肉率

怎樣檢測「瘦肉精」

目前採取一種叫作「酶聯免疫」的檢測技術對樣本進行篩選。如果樣本顯示為陰性，則表明不含「瘦肉精」。如果樣本顯示為陽性，要採取「氣相色譜質譜法」或「液相色譜質譜法」進行確認。整個檢測過程大約需要4小時。

網上銷售的一些「瘦肉精檢測卡」操作簡單，但檢測過程不嚴密，很有可能導致錯誤的檢測結果。因此，「快速檢測卡」檢測出來的資料只能用於初步判定。

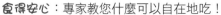

第二代「瘦肉精」

在美國，豬飼料中可以添加萊克多巴胺（所謂的第二代「瘦肉精」）。這類 β -興奮劑類藥物主要殘留在肝、肺等內臟中。美國人很少有吃動物內臟的習慣，而我國居民的家畜內臟消費量較大，因此在選購與食用時需特別留意，避免過量。

依據Codex評估，世界衛生組織「食品添加劑聯合專家委員會（JECFA）」建議成人每公斤體重之萊克多巴胺每日安全攝食量（Acceptable Daily Intake, ADI）為1微克，換算成60公斤成人的每日最大安全攝取量為60微克，並以Codex所訂殘留容許量草案，估算成人每天可容許最大攝取量如下：

食物種類	萊克多巴胺殘留限量（ppb）【依據CAC草案】	每天可容許最大攝取量（公斤）
牛肉	10	6（約36客6盎司牛排）
豬肉	10	6
豬肝	40	1.5
豬腎	90	0.67

來源：行政院農業委員會

然而，根據已故長庚醫院腎臟科教授兼臨床毒物科主任林杰樑醫師的說法，建議應訂為每公斤體重0.5微克為最佳。

2. 雞

養雞戶有句話：「天不怕，地不怕，就怕瘟病找雞娃。」雞一旦得了傳染性疫病，往往成片死亡，對養雞戶是毀滅性的打擊。所以小雞孵化出殼一星期就

開始不斷地打針、吃藥。加之成千上萬隻雞密集地擠在雞棚中，整天不見天日，生活在這種環境下的雞體質很弱，全靠禽藥撐著。

雞快速生長也離不開禽藥。在許多養雞場，剛從雞蛋孵出來不久的苗雞在45天內就能變成4斤重的肉雞。這些「快長雞」不一定吃激素，但一定要吃其他禽藥。鏈黴素、阿維拉黴素能使雞長得快，不得病，還能提高雞的胸肌的重量；益生素既能抑制有害細菌生長，又能使雞長得快，還不浪費飼料。

3. 魚、蝦

·孔雀石綠

水產品中最常發現的非法漁藥是孔雀石綠。這是一種帶有金屬光澤的綠色結晶體，本來作為染料使用在工業如紡

103

織、造紙等產業上，對人體有致畸、致癌、致突變的危害作用，許多國家包括台灣都將其列為水產養殖禁用藥物。但是，由於孔雀石綠是治療魚水黴病的速效藥，而且價格便宜，因此，漁民大都偷偷使用，漁藥店也偷偷出售孔雀石綠。水產運輸過程中，為避免魚死亡，也會使用孔雀石綠。

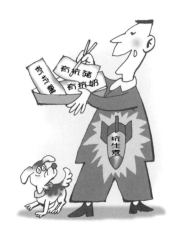

長期食用施打抗生素的肉雞、肉豬及乳牛生產的牛奶，抗生素會在人體內累積

小竅門

怎樣識別「瘦肉精」豬肉

正常的豬肉呈淡紅色，有光澤，表面有一層微乾的外膜。「瘦肉精」豬肉肉色較深，肉質鮮豔，顏色鮮紅。

正常的瘦豬肉彈性好，切斷面稍濕，不黏手，肉汁透明。新鮮豬肉用手指往下壓，凹陷處會立即復原，肉面無黏液感。「瘦肉精」豬肉纖維比較疏鬆，時有少量「汗水」滲出肉面，皮下脂肪層明顯較薄，通常不足一公分，切成二三指寬的豬肉比較軟，不能立於案上。

· 其他違禁藥物

在各地已發現的情況表明：在部分甲魚、桂花魚、比目魚等價格較高的水產品中，多次檢出含有恩諾沙星、環丙沙星、氯黴素、紅黴素、硝基呋喃類違禁藥物殘留。

如何遠離獸藥濫用的危害

1. 識別可能濫用獸藥的食品

消費者缺乏專業知識和相關專業檢測手段，很難透過肉眼和簡單的辦法準確地識別藥物殘留過高的食品動物。不過，一些「土辦法」在一定程度上也可以作為參考。所以，平時不妨多觀察、總結相關經驗，在購物時盡量遠離可能不安全的食品。萬一購買到有疑問的食品，可以找專業機構進行檢測。

小叮嚀

我國每年大量使用抗生素、激素於畜牧養殖業。

2. 到正規市場、超市購買

到正規市場、超市購買新鮮肉類和水產品。選擇有規範屠宰和銷售證明的品牌企業的產品，不要向無證攤販購買。

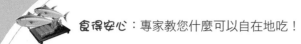
購買豬肉時一定要看清是否有檢疫印章和檢疫合格證明。

3. 控制食用量

兒童、青少年控制吃炸雞、炸豬排等食品的數量。冬季少吃河蝦、小龍蝦、黃鱔等水產品。

怎樣識別「快長雞」

看外形：「快長雞」好像是從一個模子刻出來的。同一批雞的大小、體型、顏色都一樣，雞腿粗大而無力，體型肥大而笨重。土雞與正常的肉雞嘴硬、色深、爪銳、掌有繭，「快長雞」往往反之。

看羽毛：土雞與正常的肉雞其羽毛顏色深而且有光澤。「快長雞」的羽毛顏色淺而無光。

撥開羽毛看肉色。土雞的皮很薄，呈黃色，毛孔很細，而且很有光澤；「快長雞」的皮膚厚，呈白色，毛孔粗大，而且沒有光澤。

防範攻略

對象：獸藥殘留。

危害：引起食物中毒，增加細菌耐藥性，影響兒童發育。

來源：藥物殘留超標的家禽、家畜、水產品。

要點：

★平時不妨多觀察、總結相關經驗，在購物時盡量遠離可能有問題的食品。

★萬一購買到有疑問的食品，可以找專業機構進行檢測。

★買豬肉不能越瘦越好，要掌握正常的肥瘦比例。不要買顏色太紅、肉質太軟的豬肉。

★養殖「快長雞」離不開禽藥，還可能使用激素，雞體內可能殘留過多藥物。可以透過觀察外形、羽毛、皮膚，辨別「快長雞」、土雞與正常的肉雞。

★到正規市場、超市購買新鮮肉類和水產品。

★選擇有規範屠宰和銷售證明的品牌企業的產品，不要

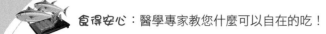

向無證攤販購買。

★購買冷凍豬肉時一定要看清是否有檢疫印章和檢疫合
　格證明。

★兒童、青少年控制吃炸雞、炸豬排等食品的數量。

★冬季最好少吃河蝦、小龍蝦、黃鱔等水產品。

七、哪些蔬菜農藥殘留多

蟲子咬過的蔬菜並不會更安全

近年來，農藥中毒事件頻傳，台灣平均一天就有一人因農藥中毒而住院。為了避免攝入過多農藥，有人在挑選蔬菜時，喜歡挑選菜葉上蟲咬孔洞較多的蔬菜，以為這類蔬菜未曾噴灑農藥或噴灑較少。

然而，實際情況可能恰恰相反：菜農發現蔬菜蟲咬嚴重，往往會施用更多的農藥，農藥滲入蟲咬過的菜葉內部，即使用水沖洗也不易去除。因此，不要購買蟲咬嚴重的蔬菜。

農藥殘留會帶來什麼危害

可以說，蔬菜最大的食品安全問題就是農藥殘留所造成的危害。遺憾的是，現代農業已經離不開農藥與氮肥了，我

們的餐桌上幾乎找不到沒噴灑過農藥、沒施過肥的蔬菜。我們只能要求蔬菜中的農藥與硝酸鹽殘留量在安全範圍內。

那麼，現狀又怎樣呢？全世界每年大約有200萬人因農藥污染而得病，其中死亡人數高達4萬人左右。農藥與硝酸鹽殘留的危害不僅是造成急性中毒，更令人擔憂的是慢性中毒，以及致癌、致畸和致突變。因為這些危害進程緩慢，往往容易被忽視，對人體的危害性更大。

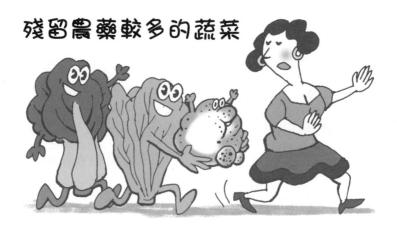

吃了農藥殘留較多的蔬菜可能會中毒，甚至致癌

使用農藥有哪些安全問題

一是：違反規定大量使用劇毒或高毒農藥。有的菜農為了追求殺蟲效果、節省成本，使用國家禁用的劇毒或高毒性農藥。這些農藥雖然殺蟲效果好，用量少，費用低廉，但對人體的危害非常大。

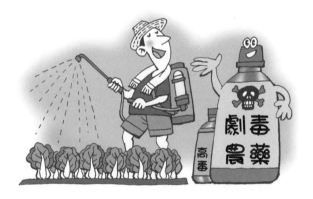

二是：施用農藥的安全間隔期大大縮短。農藥噴灑在蔬菜上以後會逐漸分解，殺蟲作用也逐漸減弱、消失。經過一定天數後，殘留的農藥對人的毒性就小了。所以，農作物經過施藥以後，過了安全間隔期再食用，就比較安全。由於各種農藥的穩定性存在差異，不同農藥對各種農作物的安全間隔期也各不相同。讓人憂心的是，在蔬菜供應緊張的季節，有少數不肖菜農為了搶季節、賣高價，加重施藥，短短幾天

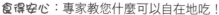

後就收割上市供應。這些農藥殘留量高的蔬菜如果在食用前未經徹底清洗，就可能引發中毒事件。

哪個季節、哪些蔬菜的農藥殘留量較高

近年來，有研究團隊對台灣各地農產品進行研究，從2004至2006年的檢測結果可看出，每年的夏季，小白菜的農藥殘留量超標呈明顯上升趨勢，我們稱為「不合格率高峰期」。所以，要避免受到蔬菜中農藥殘留的危害，就要特別注意防範不合格率高峰期的「高危險季節」和「高危險蔬菜」。

1. 高危險季節

一般來說，夏季是蔬菜中農藥殘留量超標的高危險季節。這是因為氣溫高，蔬菜蟲害增多，菜農不得不施打農藥。而且，夏季蔬菜生長快，往往農藥還沒降解，菜就採收上市了。有些地區夏季蔬菜農藥殘留的檢測不合格率甚至超過10%。因此，夏季吃蔬菜特別需要防範。

2. 高危險蔬菜

夏季的葉菜類是農藥殘留量超標的高危險種類，以韭菜、青江菜、芹菜、小白菜、油菜為主，還包括高麗菜、芥菜等等。

> ★ ★ **小叮嚀** ★ ★
>
> 夏季吃蔬菜特別需要防範農藥殘留。

這些菜的葉面大，接觸農藥的面積也大，所以農藥殘留量相對較高。其中，油菜受農藥污染的可能性最大，因為油菜上生長的菜青蟲抗藥性很強，普通的殺蟲劑難以將其殺死，有的菜農為了盡快殺蟲，會選擇國家禁止使用的高毒性農藥。此外，對於小白菜等生長期短的蔬菜，菜農往往在噴灑農藥後沒多久就採收上市。因此，對這類蔬菜最好「敬而遠之」。

高麗菜的菜心裡也有農藥殘留！

高麗菜裡會長一種「鑽心蟲」，專愛鑽到高麗菜最內層的菜心裡。有些菜農會使用高毒性農藥反覆「灌心」殺蟲，導致菜心的農藥殘留量增加。所以，千萬別以為只要將高麗菜外面的葉子剝去，裡面就是乾淨安全的。

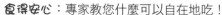

怎樣減少蔬菜農藥殘留對健康的危害

1. 選

夏季要盡量少吃「高危險蔬菜」，如小白菜、青江菜、韭菜、高麗菜、芹菜，以及四季豆、豇豆等。這些蔬菜容易有菜青蟲、小菜蛾、蚜蟲等蟲害。應該選擇食用蟲害較少、相對安全的蔬菜種類。

2. 測

農藥殘留量的多少用肉眼沒辦法看出來。不得不說，目前各地農貿市場檢測蔬菜農藥殘留的手段較落後，僅靠現有的檢測來杜絕農藥殘留超標的蔬菜是不可能的。作為一般的消費者，我們只能自己想辦法防範，甚至用類似「不吃某些蔬菜」這樣極端的措施來保護自己。

3. 洗

蔬菜在烹調前一定要清洗乾淨。先用水沖洗掉表面汙物，然後用清水浸泡，可以去除部分農藥殘留。

4. 燙

由於氨基甲酸酯類殺蟲劑隨著溫度升高分解加快，烹調蔬菜前，可以在清洗、浸泡的基礎上，用開水漂燙，不但能去除大部分農藥殘留，還能除去硝酸鹽等有害物質。

5. 去

蔬菜瓜果表面的農藥殘留相對較多。能去皮的蔬菜，如黃瓜、番茄等，最好去皮後再食用。切韭菜時，根部可多切掉些。

哪些蔬菜的農藥殘留較少

青椒、番茄、馬鈴薯、胡蘿蔔等茄果類、根莖類蔬菜中農藥殘留量超標的現象較少。蔥、蒜、洋蔥、香菜等蔬菜，由於氣味大，蟲害少，用藥量小，農藥殘留量也較少。蓮藕、茭白筍等水生類蔬菜的農藥殘留量也不多。還有南瓜、冬瓜、地瓜、山藥、冬筍、竹筍等同樣屬於農藥殘留量低的一類蔬菜。

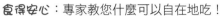

6. 放

　　農藥能夠緩慢分解為對人體無害的物質。所以，耐儲藏的蔬菜，如大白菜、南瓜、冬瓜等，儲存一段時間，可不同程度地減少農藥的殘留量。

小竅門

自己怎樣檢測農藥殘留

　　有一種「農藥殘留速測卡」，目前是監管部門用於快速檢測農藥殘留量的初篩的方法之一，價格不高，方法簡單。如果你對準備購買的蔬菜不放心，可以用它進行檢測，10分鐘左右就可以看出結果，對於檢測高劑量、急毒性的農藥殘留較管用。話說回來，食品安全的監管、檢測是政府的職責，老百姓對不放心的食品自測也是無奈之舉。

小竅門

怎樣徹底清洗蔬菜

第一步：用流水將蔬菜洗淨。

第二步：浸泡（用流水漂洗當然比浸泡的效果好，但是太浪費水了）。浸泡時間最好為15～20分鐘。浸泡時間並不是越長越好，浸泡15分鐘與浸泡60分鐘，對農藥殘留的去除效果相差不多。而且，浸泡時間太長反而會產生不利因素。浸泡時加入少量安全的果蔬清洗劑有利於去除農藥殘留。污染蔬菜的農藥種類主要為有機磷類農藥，它在鹼性條件下會迅速分解，因此將蔬菜在鹼水中浸泡5～15分鐘可有效去除。

最後一步：烹調前再用淨水沖洗乾淨。特別是如果浸泡時使用了果蔬清洗劑，一定要注意把果蔬沖洗乾淨，因為清洗劑殘留也會對人體造成損害。

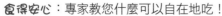

防範攻略

對象：蔬菜農藥殘留。

危害：造成急性中毒、慢性中毒，以及致癌、致畸和致突變。

來源：使用農藥較多的蔬菜。

要點：

★夏季盡量少吃小白菜、青江菜、高麗菜、芹菜，以及刀豆、豇豆等蟲害較多的蔬菜。

★選擇食用相對安全的蔬菜種類，如洋蔥、大蒜、香菜（芫荽）、白菜、胡蘿蔔、蓮藕、茭白筍、青椒、番茄、南瓜、冬瓜、山藥、冬筍、竹筍等。

★不要購買蟲咬嚴重的蔬菜。因為菜農發現蔬菜蟲咬嚴重，往往會施用更多的農藥。

★如果對準備購買的蔬菜不放心，可以用「農藥殘留速測卡」檢測。

★蔬菜在烹調前先用水沖洗掉表面汙物，然後用清水浸泡，可以去除部分農藥殘留。浸泡時間並不是越長越

好，最好為15～20分鐘。

★在清洗、浸泡的基礎上，結合開水漂燙，能去除大部分農藥殘留，還能除去硝酸鹽等有害物質。

★能去皮的蔬菜最好去皮後食用。韭菜根部多切掉些。

★耐儲藏的蔬菜，如大白菜、南瓜、冬瓜等，儲存一段時間，可減少農藥的殘留量。

八、蔬菜中的硝酸鹽會致癌嗎？

 吃素中毒？小心氮肥硝酸鹽殘留！

2012年9月18日，消基會召開記者會表示，一名42歲的婦女因為長期吃素出現頭昏眼花、氣喘和嘴唇發紫等中毒現象，事後發現，竟是食用蔬菜內含有過量的硝酸鹽所致。事實上，現代人攝取的硝酸鹽，有八成來自蔬菜，如果攝取過量，恐有致癌風險。2008年香港「藍嬰綜合症」的病例，也同樣是由於蔬菜中硝酸鹽含量過高，加上嬰兒身體系統尚未發育成熟所導致。

主婦聯盟董事長陳曼麗表示，台灣應效仿歐盟或是世界衛生組織，定出硝酸鹽含量限制，以保護消費者食用安全。

蔬菜中為何含有過量硝酸鹽

　　農民喜歡大量使用含氮（N）量高的肥料，因可迅速增加農作物產量，而葉菜類最容易殘留硝酸鹽。植物的生長是經由吸收土壤中的養分，以蔬菜吸收氮素為例，其根群吸收土壤溶液中的硝酸態氮往上輸送到葉片經由光合作用還原為氨態氮、胺基酸再合成蛋白質形成一個氮的循環。

　　消基會食品委員會委員鄭正勇研究發現，正常情況下，若吸收氮肥量適量，再加上陽光普照的條件下，植物葉片中殘留的硝酸離子常維持一種均衡狀態，但是如果吸收大量的硝酸離子或者加上天候不良時，硝酸離子就會大量的儲存在葉片中。大量的氮肥會消耗掉大量的碳水化物（糖、澱粉）而讓植株徒長、軟弱、品質降低，更會導致高硝酸鹽殘留。部分水耕蔬菜裡所含的硝酸離子濃度甚至可達8,000到10,000 ppm。尤其時序進入秋冬季，低溫又連綿陰雨，更是會助長葉菜硝酸鹽的累積量，對國民健康來說是件很可怕的事情。

　　歐盟訂定的蔬菜硝酸鹽最大限量標準為2500～4500mg／kg（ppm），然而台灣2012年台北市衛生局針對市售蔬菜進行硝酸鹽檢測，其47件抽檢結果顯示，其中油菜、青江

菜、大白菜、紅莧菜等硝酸鹽含量超過7000mg／kg，小白菜也幾乎達到7000mg／kg的數值，

　　事實上，硝酸鹽雖非劇毒，不會導致人體立即的危害，但是國人偏好食用葉菜類，長期食用累積的影響不可謂不大，因此國人需特別留意安全攝取量。

硝酸鹽怎麼變成了亞硝酸鹽

　　蔬菜的硝酸鹽含量高是全球性的問題，世界各地都出現過蔬菜中硝酸鹽含量偏高的情況。硝酸鹽本身是沒有毒性的。貯存過久的新鮮蔬菜、腐爛蔬菜及放置過久的煮熟蔬菜，原來菜內的硝酸鹽在硝酸鹽還原菌的作用下可轉化為亞硝酸鹽。唾液和胃裡的細菌也可以將硝酸鹽還原為亞硝酸鹽。亞硝酸鹽可能會影響血紅蛋白的送氧能力。一般人因進食硝酸鹽和亞硝酸鹽含量較高的蔬菜而患上「藍嬰綜合症」的機會極其微小，在極少數情況下，嬰兒吃了亞硝酸鹽含量高的蔬菜，會引起「藍嬰綜合症」。前面說的香港嬰兒可能吃了放置過久的煮熟的莧菜粥，加上莧菜本身亞硝酸鹽含量高，因此患上了「藍嬰綜合症」。

　　亞硝酸鹽對成年人的致死量，不同研究得出的結果不

一。有研究認為，人體攝入0.2～0.5公克即可引起中毒，3公克就可致死。

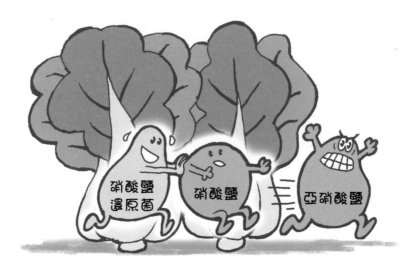

不新鮮蔬菜、腐爛蔬菜和久置的煮熟蔬菜中的無毒性的硝酸鹽，在硝酸鹽還原菌的作用下可轉化為有毒性的亞硝酸鹽。

硝酸鹽和亞硝酸鹽有沒有致癌性

　　1960年，挪威的羊群吃了以亞硝酸鹽為防腐劑的魚粉飼料後成批患肝癌而死亡，由此引起各國科學家對亞硝酸鹽致癌性的研究風潮。當時，國際癌症研究機構評估後認為，有限的證據可證明食用含亞硝酸鹽的食物會使人類和動物患

癌；但是，沒有足夠證據證實食用含硝酸鹽的食物會令人類患癌。

2002年及2008年，國際權威機構二次指出：並無證據證明硝酸鹽及亞硝酸鹽會直接導致人類患癌；但是，亞硝酸鹽在胃部可與胺產生作用，生成亞硝胺。亞

> **小叮嚀**
>
> 亞硝酸鹽在胃部可與胺產生作用，生成有強烈致癌作用的亞硝胺。

硝胺具有強烈的致癌作用，主要導致食道癌、胃癌、肝癌和大腸癌等。

歐洲食物安全局認為：從正常膳食中的蔬菜攝入硝酸鹽的同時，攝入其他生物活性物質（如抗氧化劑、維生素C），或許有助於抑制亞硝胺的生成。在有關硝酸鹽與人類患癌風險的流行病學研究中，並未發現從膳食或飲水中攝入硝酸鹽會增加患癌的風險。

硝酸鹽和亞硝酸鹽每日容許攝取量為何

鑑於硝酸鹽和亞硝酸鹽對人體所產生的不利影響，聯合國食品添加劑聯合專家委員會（JECFA）根據動物試驗，把硝酸鹽的每日容許攝入量（ADI）定為每公斤體重3.7毫克，

亞硝酸鹽的每日容許攝入量定為每公斤體重0.07毫克。但是，國際食品法典委員會沒有就硝酸鹽和亞硝酸鹽作為食物污染物制定任何食物安全標準量。

哪些食物裡有亞硝酸鹽

亞硝酸鹽是廣泛存在於自然環境中的化學物質。許多天然的農副產品本身含有一定量的亞硝酸鹽，如糧食、蔬菜、肉類和魚類。

亞硝酸鹽作為保色劑被允許用於肉類及肉製品的生產加工，可使肉製品呈現鮮紅色。在餐廳吃飯，你是否覺得有些肉顏色紅潤、口感嫩滑？這也是亞硝酸鹽的「功勞」。亞硝酸鹽還可以抑制肉毒芽孢桿菌繁殖，因而被用作防腐劑添加在食品中。

但是，亞硝酸鹽畢竟是有毒的化學物質，如果人們直接食用的肉製品中亞硝酸鹽殘留量過多，就會引起中毒。因而，我國的食品添加劑使用衛生標準規定，加工肉、魚製品時，肉、魚製品成品中的最終殘留量總計不得超過70毫克／公斤，鮭魚卵製品及鱈魚卵製品不得超過5毫克／公斤，生鮮魚、肉類及鮮魚卵皆不得使用。

怎樣判斷蔬菜的硝酸鹽污染情況

包括我國在內的國際上大部分國家，都沒有對蔬菜及其產品制定詳細的亞硝酸鹽限量指標。有專家認為，有關問題仍未有足夠科學資料，而且人體對硝酸鹽的吸收量也因人而異，因而難以單獨為蔬菜制定標準。

那麼，我們如何來判斷蔬菜的硝酸鹽污染情況呢？根據歐盟和有些國家的標準，可以按照蔬菜種類和收穫季節的不同而制定不同的限量指標。一般來說，大部分蔬菜中硝酸鹽限量為2000～3500毫克／公斤，因此，若硝酸鹽含量在幾十毫克／公斤到幾百毫克／公斤，則污染情況為低水準。

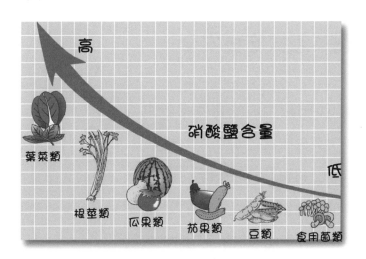

什麼菜的硝酸鹽含量最高

據各地研究機構的檢測資料顯示，不同種類蔬菜中天然存在的硝酸鹽含量平均值差別很大，一般而言由高到低的順序為：葉菜類＞根莖類＞瓜果類＞茄果類＞豆類＞食用菌類。

同類蔬菜的不同種類之間，硝酸鹽含量差別也很大。含量較高（幾千毫克／公斤）的蔬菜有：芹菜、菜心、菠菜、雪裡蕻、莧菜、大白菜、小白菜、青江菜、莧菜。含量較低（幾十毫克／公斤）的蔬菜有：番茄、大蒜、豆類、瓜類、食用菌類等。

蔬菜怎樣吃更安全

1. 抑制亞硝胺生成的食物多吃點

既然亞硝胺具有較強的致癌作用，我們平時就要注意多食用抑制亞硝胺形成的食物。比如，大蒜中的大蒜素可以抑制胃中的硝酸鹽還原菌，使胃內的亞硝酸鹽含量明顯降低；茶葉中的茶多酚能夠阻斷亞硝胺的形成。

有研究指出，每天從膳食中攝入360毫克硝酸鹽的同時，攝入120毫克抗壞血酸，體內形成的亞硝胺會大幅減少。前文提到，從正常膳食的蔬菜攝入硝酸鹽的同時，攝入其他生物活性物質（如抗氧化劑及維生素C），所產生的亞硝胺可減少一半。

2. 蔬菜新鮮點

剛剛採收的新鮮蔬菜中，亞硝酸鹽含量微乎其微。在室溫下儲藏1～3天後，亞硝酸鹽含量達到高峰；在冷藏條件下，3～5天可達到高峰。所以，剛買的新鮮蔬菜尤其是綠葉蔬菜，如果沒有馬上吃，而是放了兩、三天再吃，其中的亞硝酸鹽很有可能升高。

所以，我們要盡可能吃最新鮮的蔬菜。最好當天買菜當天吃，不要放幾天再吃，哪怕是放在冰箱裡。腐爛變質的蔬菜千萬不能吃。盡量少吃或不吃隔夜的剩菜，也不喝存放過久的水。

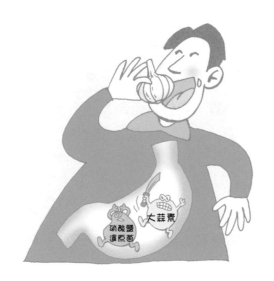

小竅門

怎樣涼拌蔬菜更安全

涼拌蔬菜的時候，不妨加入蒜泥和檸檬汁，這樣有助於提高安全性。因為大蒜素能降低亞硝酸鹽的含量，而蒜汁中的有機硫化物、檸檬汁中的維生素C和其他還原性物質能夠阻斷亞硝胺的合成。同樣道理，在醃製蔬菜時，放入蔥、薑、蒜、辣椒汁都有利於降低亞硝酸鹽的含量。

隔夜菜要少吃嗎？

所謂「隔夜菜」，是指燒熟後在常溫或5℃下存放10小時以上的蔬菜。「隔夜菜可能會產生致癌物亞硝酸鹽」，這句話是大錯特錯的。因為亞硝酸鹽不是致癌物，亞硝胺才是致癌物。到目前為止，還沒有吃「隔夜菜」與癌症相關性的病例研究報告，連動物試驗也沒做過。當然，這並不是說隔夜菜沒問題。隔夜菜中亞硝酸鹽含量高於剛做好的菜，而且室溫越高、放得越久，亞硝酸鹽的含量就越高。亞硝酸鹽在體內可轉化成致癌物亞硝胺，所以隔夜菜還是少吃為好。

大白菜可以久放嗎？

對於大白菜來說，儲藏多日之後，其中的硝酸鹽和亞硝酸鹽含量反而有所下降。這可能是因為儲藏過程中營養損耗而轉化為其他含氮物的原因。因而不必擔心冬季儲藏大白菜的亞硝酸鹽問題。

3. 加工科學點

　　蔬菜買回來如果不馬上烹調，應放入冰箱；在烹煮前要清洗乾淨；洗切後的蔬菜應盡快烹調。只要保持蔬菜的新鮮，選用合理的烹調方法，就不會影響食用者的健康。

　　硝酸鹽含量高的蔬菜不適宜生食，因為菜中的硝酸鹽會被胃腸中的細菌還原成亞硝酸鹽。此外，烹調時慢火加蓋燜煮、鹽漬時間太短，菜中的硝酸鹽也會還原成亞硝酸鹽，從而可能引起亞硝酸鹽中毒，對食用者的健康帶來潛在的危害。

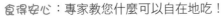

> **小叮嚀**
>
> 給嬰兒餵食菜泥、菜粥時，應即煮即食；如需貯存，要放到冰箱裡冷藏。

4. 飲食均衡點

　　保持均衡飲食，每天最少吃200～400公克水果，300～500公克蔬菜。蔬菜的種類要多樣化。適當多吃瓜菜類、豆類、茄果類。多吃新鮮蔬菜，少吃醃漬加工蔬菜。多吃熟菜，少吃生菜。

5. 醃製食品少吃點

　　盡量少吃鹹肉、鹹魚、鹹蛋、鹹菜等醃製食品。如要

自己醃製，注意時間、溫度以及食鹽的用量。溫度過高，食鹽濃度10%～15%時，還有少數細菌生長；當濃度超過20%時，一般微生物都會停止生長；醃製時間短，易造成細菌大量繁殖，亞硝酸鹽含量增加。

那麼，醃菜時到底什麼時候亞硝酸鹽濃度最高？不同研究結論各異，不過有個相同的結論是：亞硝酸鹽含量隨著醃製時間有一個由低到高、達到高峰值後又下降為低值的變化。以5%～6%鹽量醃大白菜為例，醃製4天時，亞硝酸鹽含量最高，5天後亞硝酸鹽含量開始下降，10天後到低值。所以，醃大白菜宜在醃製15天後，確認其醃透了再食用。當然，由於菜的種類、醃製溫度和鹽量不同，亞硝酸鹽含量變化不一樣。一般來說，至少要到15天，最好在30天後食用較

小竅門

怎樣減少蔬菜的硝酸鹽含量

很多人為了去除農藥殘留，喜歡把蔬菜放在水中浸泡很長一段時間。這一方法其實並不安全。研究顯示，長時間浸泡蔬菜會增加蔬菜中的亞硝酸鹽含量，而且會使蔬菜的營養成分流失。更好的辦法是，用沸水汆燙2～3分鐘，並在食用前將水倒掉。這樣，菜中的硝酸鹽含量會顯著減少。

防 範 攻 略

對象：亞硝酸鹽。

危害：引起亞硝酸鹽中毒。

來源：硝酸鹽含量高的蔬菜、不新鮮的蔬菜、醃製食品
　　　等。

要點：

★平時注意多食用抑制亞硝胺形成的食物，比如，大
　蒜、茶葉，以及富含維生素C的食物。

★涼拌蔬菜時加入蒜泥和檸檬汁，醃製蔬菜時，放入
　蔥、薑、蒜、辣椒汁，都有利於降低亞硝酸鹽的含
　量。

★盡可能吃最新鮮的蔬菜。最好當天買菜當天吃。

★腐爛變質的蔬菜千萬不能吃，盡量少吃或不吃隔夜的
　剩菜，也不喝存放過久的水。

★硝酸鹽含量高的蔬菜不適宜生食。

★不要長時間浸泡蔬菜以免增加蔬菜中的亞硝酸鹽含
　量。

★給嬰兒餵食菜泥、菜粥時，應即煮即食。

★蔬菜種類要多樣化。適當多吃瓜菜、豆類、茄果類，多吃新鮮蔬菜，少吃醃漬加工蔬菜。多吃熟菜，少吃生菜。

★盡量少吃鹹肉、鹹魚、鹹蛋、鹹菜等醃製食品。

★自己醃製食品，要注意時間、溫度以及食鹽的用量。醃菜必須在醃製至少15天後，醃透了再食用。

九、海產品和淡水產品哪種更安全

 吃肥美的大閘蟹為何也讓食客擔憂

幾年前，正當美食愛好者們準備享用肥美的大閘蟹時，一條關於大閘蟹被餵藥的帖子卻在各大網站風傳。這條帖子宣稱，為了加速大閘蟹的生長，養殖戶以腐爛動物的屍體作為飼料，並投食抗生素甚至避孕藥，看得食客們膽顫心驚。

面對甚囂塵上的傳言，陽澄湖大閘蟹行業協會表示，這些消息純屬子虛烏有。陽澄湖是活水湖泊，如果投放藥物或腐屍，很快就會被水沖走。但是，也有業內人士透露，蟹塘裡養殖的螃蟹可能存在濫用藥物的問題。蟹塘裡並非活水，螃蟹產生的排泄物及腐爛的飼料會令水體渾濁，細菌滋生，難免要使用大量消毒劑及土黴素等抗生素。為了增加產量，一些蟹塘盲目提高放養密度。不大的水塘裡生長了過多螃蟹，水裡的天然餌料不夠，養殖戶要添加人工餌料促進螃蟹

生長。同時，為了降低死亡率，生長季節每半個月要加餵一次含抗生素的藥餌。

像大閘蟹一樣，很多淡水產品是人工養殖的。有些養殖的水塘污染嚴重，還濫用飼料和漁藥，不安全因素太多了。相比之下，海產品生長在天然的海水裡，是不是比淡水產品更安全呢？實際上，這個問題不能簡單地回答「是」或者「否」。用科學的風險評估的方法來評價水產品的安全性，主要看三個方面：化學性危害、生物性危害和生物毒素危害。

哪些水產品的化學性危害最嚴重

化學性危害主要指農藥殘留、漁藥殘留、重金屬，以及其他無機和有機化學物質對水產品造成的危害。

1. 農藥、漁藥殘留

現代農業離不開農藥與化肥，大量農藥、化肥隨表土流入河、湖、水庫，從而導致水質惡化。不少養殖水塘或江、湖的高密度養殖方式超出了水域的自然承受能力，加劇了水環境的惡化。一些養殖戶還在養殖灘塗上隨意施用農藥、漁

藥。這是造成化學污染的主要原因。

　　有關檢測研究表明，目前我國水域的農藥、漁藥殘留污染程度為：養殖水塘＞溪流＞近海＞遠洋。有關部門對近海漁場和沿岸海水養殖區進行的監測顯示，大部分海產品的安全品質略高於淡水產品。不過，現在我們吃的許多海產品採用近海人工養殖，有相當數量並不生長在天然的環境裡，也吃了魚飼料和漁藥。這種海產品就不一定比淡水產品安全了。有些地區部分海產品的污染程度甚至超過淡水產品，一般來說，海產品中的貝類、甲殼類、大型魚類受化學污染較多。

2. 重金屬污染

　　若以重金屬污染來判斷，就更難一概而論地說海產品比淡水產品安全了。根據重金屬污染來源和遷移轉化的特點，重金屬污染物透過吸附、吸收或攝食，富集在水生物體內外，並隨生物的運動而產生水平和垂直方向的遷移，或經由浮游植物、浮游動物、魚類等食物鏈而逐級放大。因此，大型肉食性魚類的污染更嚴重，最好不要吃。

★ ★ 小叮嚀 ★ ★

水產品化學殘留污染程度為：養殖水塘＞溪流＞近海＞遠洋。

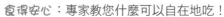

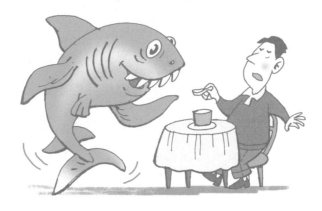

我身上的重金屬嚴重超標呀！

大型肉食性魚類的重金屬污染嚴重，最好不要吃

水產品存在哪些生物性危害

生物性危害主要是細菌、病毒、寄生蟲帶來的三大危害。水產品中生物性危害導致的疾病佔全部危害的80%左右。

1. 致病菌

細菌中的致病菌是水產品最常見的生物性危害。比如，夏季海產品中副溶血性弧菌的帶菌率平均高達90%以上，以墨魚、海蟹為最高，其次是帶魚、大黃魚等。每年7～9月即

是腸炎弧菌，即副溶血性弧菌食物中毒的高峰期。

　　海產品被細菌污染後，細菌及其毒素會引起細菌性食物中毒。而且，由於細菌作用引起海產品腐敗變質，產生很多有毒物質，也會引起中毒。比如，竹莢魚等青皮紅肉魚類及海蟹等因細菌污染而變質，會引發過敏性組織胺中毒。

2. 病毒

　　少數種類的病毒會引起與水產品有關的疾病，如A型肝炎病毒、諾沃克病毒等。濾食性貝類會過濾大量的水，例如，一隻牡

> ★ ★ ★ 小叮嚀 ★ ★ ★
>
> 夏季海產品中經常帶有副溶血性弧菌，容易引起食物中毒。

蠣每天過濾的水量高達700～1000升，因此，這些貝類體內含有的病毒相當高。被記錄在世界病毒感染史的A型肝炎大流行，就是因為感染者食用了被A型肝炎病毒污染，又沒充分加熱的角毛蚶而引起的。

3. 寄生蟲

　　寄生蟲在淡水和海水產品中都存在，我國以淡水產品中的寄生蟲感染為主。例如，進食處理不當的福壽螺可能感染廣州管圓線蟲。又如，華支睪吸蟲（即肝吸蟲）病就是吃了

141

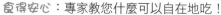

生的或半熟的含肝吸蟲活囊蚴的淡水魚蝦和淡水螺類而感染的，有些地區的感染率達40%以上。枝睾吸蟲（即血吸蟲）也是以淡水螺和魚類為中間宿主，曾造成流行感染疾病。海魚中的寄生蟲病在我國不多見，因此在我國的水產品寄生蟲危害方面，海產品比淡水產品安全。

海產品有很多生物毒素嗎？

淡水產品的生物毒素種類較少，引起食物中毒的主要是海產品的生物毒素。全球每年有2萬起以上由有毒的魚、貝類引起的食物中毒事件，死亡率達1%左右，其中大部分是海產品引起的，較

> **小叮嚀**
>
> 吃熱帶珊瑚魚，如老虎斑、東星斑、西星斑、杉斑、蘇眉等石斑魚和鱸魚等，容易增加雪卡毒素中毒的機會。

多的是河豚毒素、貝類毒素、雪卡毒素等。

目前，由於海洋環境惡化和全球氣候變暖，許多近海地區污染嚴重，赤潮頻發，生物體內的毒素含量增高。含有雪卡毒素的藻類黏附在珊瑚表面，小魚吃下有毒海藻後，大魚再吃下小魚，毒素隨之積聚在大魚體內。毒素就這樣透過食物鏈集中和濃縮，如果過量食用了這樣的海鮮，後果非常危

險。在近十年間，產自熱帶的雪卡毒素迅速蔓延至亞洲、歐洲以及美國的很多非熱帶地區。

珊瑚魚類好吃毒難防

珊瑚魚家族中的石斑魚不僅味道鮮美，刺少，肉細嫩厚實，還有美容護膚功效。不僅沿海居民喜食石斑魚，內陸也有越來越多的居民看好石斑魚。但是，吃石斑魚等熱帶珊瑚魚類，容易增加雪卡毒素中毒的機會。

目前還沒有檢驗雪卡毒素的可靠方法，人們很難分辨出哪條魚含有雪卡毒素。同時，目前也沒有找到治療雪卡毒素中毒的有效辦法。醫生缺乏有效設備來確診雪卡毒素中毒，因此在很多地區雪卡毒素中毒常常被誤診為其他疾病。大多數雪卡毒素中毒的患者都會很快痊癒，但也有人會留下永久性後遺症。

雪卡毒素是神經毒素，主要存在於珊瑚魚類的內臟、肌肉中，尤以內臟中的含量最高，因此不要吃珊瑚魚類的內臟。食用時還要避免同時喝酒、吃花生或豆類食物，以免加重中毒的程度。珊瑚魚類雖然愈大愈名貴，但毒性也愈大，食用的安全風險也就愈高。

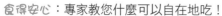 如何安全食用水產品

在營養方面，海產品和淡水產品都屬於優質蛋白質，易為人體消化吸收，比較適合病人、老年人和兒童食用。且脂肪含量低，有一定的防治動脈粥狀硬化和冠心病的作用。但是，它們的安全性各有不同，所以建議你平時吃水產品時記住「三不」和「三看」。

1. 不重複

· 海產品和淡水產品最好輪換著吃，而且應挑選不同種類的水產品。

· 一星期內不重複吃同一種水產品。

2. 不過量

· 每星期吃水產品保持在三次左右。

· 每次吃水產品不要過量。成人每人每次不超過120克。

· 孕婦吃水產品（無法保證其安全性的）每星期不要超過190公克。

・外出旅遊吃當地水產品每星期不要超過190公克。

3. 不生食

・無論是海產品還是淡水產品都要避免生食。

・螃蟹、海螺等有硬殼的完整水產品，一般需煮或蒸30
分鐘才可食用。

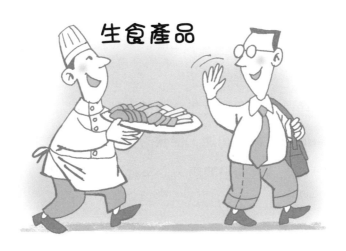

無論是海產品還是淡水產品，都要避免生食

4. 看種類

・水產品重金屬含量一般趨勢為，肉食性魚＞雜食性魚
＞草食性魚，因此吃魚要看種類，盡量避免吃大型的
肉食性魚類，少吃鯊魚、帝王蟹、烏鱧（黑魚）等。

145

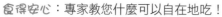

· 水產品的重金屬富含部位為，內臟＞頭部＞肌肉。因此不要吃魚頭、蝦頭，也不要吃內臟。

5. 看生熟

· 一般來說，不管海產品還是淡水產品，熟加工的肯定要比生食的安全，尤其是生的淡水魚蝦及螺類千萬不能食用，接觸生的淡水魚蝦及螺類後要洗手。

· 一般醃製的鹽或醉製的酒精濃度都不足以殺滅嗜鹽菌和寄生蟲，因此不要吃醉活蝦等淡水產品，盡量少吃鹹熗蟹等海產品。

· 海產品的生魚片近年來吃的人越來越多，但是它對原料的新鮮衛生和加工儲藏的安全衛生等要求特別高，一旦一個環節出問題，安全就沒保障。

6. 看季節

· 夏季是食用海產品的高危險時期，特別要防範生物危害引起的食物中毒。

· 冬春季吃海鮮較安全，最好吃水質好、赤潮少的地區出產的海鮮。

‧春季是河豚產卵的季節，也是食用河豚中毒的高危險
　時期。

小竅門

怎樣清洗水產品

　　水產品食用前一定要洗淨。魚類要去淨鱗、鰓及
內臟；煮食貝類前，應用清水將外殼洗擦乾淨，並在
清水中浸養7～8個小時；煮食蝦前，要清洗並挑去蝦
線等髒物。

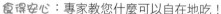

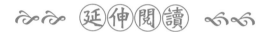

水產品的營養和安全如何能兼得

　　魚類是優質蛋白質的來源，脂肪含量少，尤其是海魚含有豐富的n-3脂肪酸。但無論是淡水魚還是海魚都受污染，大多數魚身上多多少少都有重金屬和化學品檢出，因此讓一般消費者在營養和安全之間做一個選擇很為難。

　　聯合國糧農組織、世界衛生組織以及歐盟食品安全機構都對食用魚的風險和益處進行了評估研討。2010年1月在義大利召開了全球性的魚類消費風險和益處聯合專家磋商會，審議了近期涉及魚中污染物的風險及魚類消費益處的科學文獻，以及一些魚種的營養素和污染水準的資料，以針對特定益處和風險的重點進行風險與益處評估，還包括評估對敏感人群的影響。評估結果有如下結論。

　　1.食用魚可提供能量、蛋白質和一系列必需營養素，包括長鏈多不飽和脂肪酸。吃魚是許多地區的文化傳統，是一些人群的食品和必需營養素的主要來源。

　　2.在普通成年人中，魚類，特別是油脂魚的食用降低了冠心病死亡率的風險。甲基汞引發冠心病的風險，缺乏相關可靠、令人信服的證據。戴奧辛的潛在致癌風險，低於已確

定的可降低冠心病死亡率的益處。

3.在育齡婦女中，考慮了長鏈多不飽和脂肪酸的益處相對甲基汞的風險：在已評估的許多情況下，與不吃魚相比，吃魚可降低其後代神經發育不良的風險。

4.母體戴奧辛攝入的水準不超過國家標準制定的限制，後代神經發育不良的風險可忽略。

5.在嬰兒、幼兒和青少年中，所獲得的資料不足以推論出吃魚的健康風險和益處的量化數據。然而，早年養成的健康膳食模式（包括吃魚）可影響其成年生活的膳食習慣和健康。

因此，吃海魚還是淡水魚，關鍵在於食用量的平衡和你自身的情況。劑量決定毒性也決定營養。對不同的人來說，同樣的食品食用後的結果是不同的。對於普通成年人來說，合理吃魚的益處高於患病風險。但對孕婦來說，特別要控制好吃魚的種類和數量，以免過量食用受污染的魚給下一代帶來疾病風險。至於嬰幼兒和青少年雖然沒有足夠資料來評估，但也應該參照孕婦的標準，控制好吃魚的種類和數量。

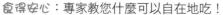

防範攻略

對象：不安全的水產品。

危害：引起食物中毒、寄生蟲疾病、A肝等流行病，以及由化學污染所致的毒害。

來源：農藥、漁藥殘留較多的水產品，受到重金屬以及其他無機和有機化學物質污染的水產品，感染致病菌、病毒、寄生蟲的水產品，生物毒素含量高的水產品。

要點：

★海產品和淡水產品最好輪換著吃，而且應挑選不同種類的水產品，一星期內不重複吃同一種水產品。

★每星期吃水產品保持在三次左右，每次吃水產品不要過量，成人每人每次不超過120公克。

★無論是海產品還是淡水產品都要避免生食。

★吃石斑魚、鱸魚等珊瑚魚會增加食物中毒的風險，因此要謹慎食用。

★避免吃大型的肉食性魚類，不要吃魚頭、蝦頭，也不

要吃內臟。

★生的淡水魚蝦及螺類千萬不能食用。

★不吃醉活蝦，盡量少吃鹹熗蟹、生魚片。

★夏季是食用海產品的高危險時期，特別要防範生物危
　害引起的食物中毒。

★冬春季吃海鮮較安全，最好吃水質好、赤潮少的地區
　出產的海鮮。

★春季是河豚產卵季節，也是食用河豚中毒的高危險時
　期。

★孕婦、嬰幼兒和青少年要控制吃魚的種類和數量。

十、吃哪些天然食物也會中毒

 料理時必須小心處理，以免中毒的九種食物

　　1.四季豆、2.馬鈴薯、3.木薯、4.金針花、5.馬鈴薯、6.豆漿、7.白果、8.扁豆、9.竹筍。

　　天然食物未必安全，上列九種食物多年來即因民眾知識的缺乏與偏好鮮、脆之口感，而不斷引發食物中毒事件，除了上述九種食物外，家長還應注意家中幼童食用蘋果、桃、杏、梨、李子、梅、櫻桃等水果時，去除其中的鮮果核和種子，因為其中果核和種子裡含有氰貳。如果吃這些水果的鮮果核和種子，含的氰貳會轉化成氰化氫。氰化氫是劇毒物，會使人因呼吸中樞麻痺而死亡。兒童最容易受其影響，只要吃下幾顆種子或果核，便可能發生氰化物中毒。

哪些天然食物會引起中毒

1. 毒蘑菇

‧怎樣識別毒蘑菇

區分蘑菇是否有毒，即便是非常專業的人員也很難保證準確無誤，普通人就更不容易做到了。有人說「好看的蘑菇才有毒」，這種說法其實並不可靠。判別野生蘑菇是否有毒，需要熟悉蘑菇的種類和生長環境，綜合起來考慮。

‧毒蘑菇的毒性有多強

毒蘑菇的種類超過一百種，其中可致人死亡的至少有30種。毒蘑菇中毒的症狀可分為胃腸炎型、神經精神型、溶血型、臟器損害型、呼吸與循環衰竭型和光

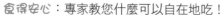

小叮嚀

「好看的蘑菇才有毒」，這種說法其實並不可靠。

過敏性皮炎型等6個類型。其中以臟器損害型最凶險。白毒傘中毒就屬於這一類型，一個約50公克的白毒傘菌體足以毒死一個成年人。其毒素對肝、腎、血管內壁細胞、中樞神經系統的損害極為嚴重，最終造成人體多器官功能衰竭而死亡，死亡率高達90%～100%。

神經精神型是最詭異的毒蘑菇中毒反應。有些毒素可引起類似吸毒的致幻作用。中毒者有的極度愉快,狂歌亂舞,有的如同酒醉般喜怒無常,有的如癡若呆,似夢似醒。神經精神型中毒死亡率較低,但有的毒蘑菇毒性極強,而且無特效療法,死亡率達到100%。

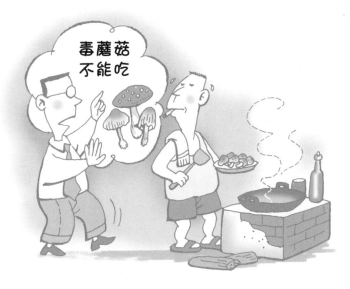

有些天然食物,比如毒蘑菇,不能食用

2. 豆類

據統計,由有毒動植物引起的集體食物中毒事件中,很多是因豆類烹煮不足所致。這類事件高發期都在每年豆類收穫的秋季。

生鮮四季豆中的皂甙對人體消化道具有強烈的刺激性，可引起出血性炎症，並對紅血球有溶解作用。此外，生四季豆中還含紅血球凝集素，具有紅血球凝集作用。如果烹調時加熱不徹底，毒素成分未被破壞，食用後就會引起中毒。

生鮮扁豆也含有皂甙和紅血球凝集素。扁豆如果加熱不徹底，就會口感生硬，豆腥味濃重，此時扁豆中的毒素沒有被消除，食用極易中毒。特別是扁豆餡餃子、涼拌扁豆和爆炒扁豆等，由於加熱時間短，或者加熱溫度不夠，毒素很難被破壞掉。吃了這種未煮透的扁豆，短時間（1～3小時）內可導致食物中毒，患者會出現噁心、嘔吐和腹瀉等症狀。

> **★ 小叮嚀 ★**
>
> 四季豆、扁豆、大紅豆、白腰豆等豆類，在生鮮或者加熱不徹底的情況下會引起中毒。
> 【注】白腰豆，又名大白雲豆、京豆、白豆、大白豆，俗稱「四季白雲豆」等。煮熟後皮綻開花，似朵朵白雲，故稱「白雲豆」。外形似「雞腰子」，亦稱「白腰豆」。

3. 種子和果核

蘋果、桃、杏、梨、李子、梅、櫻桃等水果，果肉不含毒素，但是果核和種子裡含有氰甙。如果吃這些水果的鮮

果核和種子，裡面含的氰甙會轉化成氰化氫。氰化氫是劇毒物，會使人因呼吸中樞麻痺而死亡。兒童最容易受其影響，只要吃下幾顆種子或果核，便可能發生氰化物中毒。

吃生杏仁可中毒致死

含氰甙植物中毒國內外均有報導，其中以苦杏仁中毒最多。苦杏仁中毒時，常見症狀有口腔苦澀、流涎、頭痛、頭暈、噁心、嘔吐、心悸、脈博加快、紫紺等。患者呼吸時可有苦杏仁味，瞳孔放大，對光反射消失，牙關緊閉，全身陣發性痙攣，最後因呼吸麻痺或心跳停止而死亡。此外，大量生食甜杏仁也可能導致中毒。

4. 木薯（又稱樹薯）

木薯是木薯類植物的可食用根部。木薯含有天然毒素氰甙，苦木薯所含的毒素比甜木薯更高。如果吃了生的或沒有煮熟的木薯，氰甙會轉化為氰化氫，引起食物中毒。氰化物的中毒症狀可在數分鐘內出現，包括喉道緊縮、噁心、嘔吐、頭痛等，嚴重的會導致死亡。

5. 竹筍

竹筍的毒性和木薯相似。新鮮竹筍也含有天然毒素氰甙，吃了生的或沒有煮透的竹筍，也可能引起食物中毒。

6. 新鮮金針花

金針花也叫黃花菜、忘憂草、萱草花，是一種植物的花，在開花前收割。金針花一般不宜鮮食。這是因為鮮金針花根部和花中含有秋水仙素。這種生物鹼本來無毒，但進入胃腸道後會被氧化成二秋水仙素，能強烈刺激消化系統。成人如果一次食入0.1～0.2毫克秋水仙素，即可引起中毒。一旦中毒，便會出現咽乾、燒心、口渴、噁心、嘔吐、腹痛、腹瀉等症狀，嚴重者可出現血便、血尿或尿閉等現象。如果一次食入20毫克秋水仙素就可致人死亡。潛伏期一般在半小時到4小時。

7. 馬鈴薯

馬鈴薯中的有毒成分主要是龍葵素。一般情況下，馬鈴薯中的龍葵素含量很低，不會對人造成不良影響。在貯藏過程中，馬鈴薯塊莖受光後，皮層表面逐漸變成綠色，這種現象稱為「綠化」。馬鈴薯「綠化」是由於產生了葉綠素，同

時也累積了龍葵素。在光照條件下，貯藏溫度不同，其「綠化」程度也不同，溫度低則「綠化」受到抑制。所以馬鈴薯的貯藏溫度最高不能超10℃，並且要嚴格避光。

馬鈴薯一旦發芽，芽眼、芽根中的龍葵素含量急劇增高，可達到平時的40～70倍。食入0.2～0.4公克龍葵素即可引起中毒，表現為咽喉瘙癢感及燒灼感，上腹

> ★ ★ **小叮嚀** ★ ★
> 皮肉變黑綠的、發芽多的馬鈴薯千萬別吃。

部燒灼或疼痛，其後出現胃腸炎症狀，還有頭暈、頭痛、輕度意識障礙、呼吸困難，重症者可因心臟衰竭、呼吸中樞麻痺致死。所以，皮肉變黑綠的或發芽多的馬鈴薯千萬別吃。

8. 白果

白果是銀杏的果實，含有多種植物毒素，主要影響神經系統。兒童最容易因進食白果而中毒。白果具有急性毒性。有報導指出，一次吃下10～50 顆未經煮熟的白果就會引起急性中毒。中毒者通常在進食1～12小時後出現嘔吐、煩躁、持續或陣攣性抽搐等典型症狀，嚴重的可能失去知覺，甚至死亡。

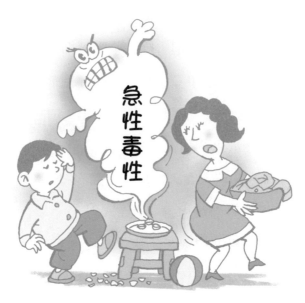

兒童一次吃下10顆以上未經煮熟的白果可能會中毒

如何防範天然食物中毒

1. 不吃不熟悉的天然食物，尤其是野生蘑菇

　　天然食物的種植和生長受氣候和地理條件的影響，而各地區飲食習慣也各不相同，因此，多數由天然食物引起的中毒有明顯的地區性和季節性。這類中毒多數沒有特效療法，只有避免誤食才是最安全的防範措施。

　　到國內外旅遊時，對當地陌生的天然食物要謹慎對待，不要隨便食用。萬一出現中毒症狀，可採取強制催吐等方

法，盡早排出毒素。

2. 豆類食物務必煮透

　　少量未經煮熟的豆類食物就足以引起中毒，因此，扁豆、四季豆、大豆等豆類食物必須用高溫徹底烹煮，破壞其中的有毒物質。不要以低溫烹煮，以免毒素無法祛除。另外，在海拔高的地方，水的沸點會降低，烹煮時需加倍小心。

　　豆類罐頭由於經過徹底的高溫處理，無需再燒煮便可安全食用。

3. 水果吃肉不吃核

　　不要吃蘋果、桃、杏、梨、李子、梅、櫻桃等水果的果核和種子。不可生吃白果，煮熟的白果也不可多吃。尤其是兒童和易受白果毒素影響的人更要小心。

4. 不要生吃木薯（樹薯）、竹筍

　　千萬不能生吃木薯，要煮熟、蒸透後方可食用。新鮮竹筍應切成薄片後徹底煮熟。

5. 金針花經處理後再食用

　　鮮金針花中的秋水仙素易溶於水，且在60℃時可減少或消失。所以，鮮金針花不是絕對不可食用。只要把鮮金針花在沸水裡汆燙，然後放到冷水中浸泡，再經過炒透或煮熟，完全可以安全食用。乾金針花在蒸煮曬乾過程中，秋水仙素已經流失和破壞，因此，市場上出售的乾金針花是無毒的。

6. 正確烹調馬鈴薯

　　馬鈴薯應存放於乾燥陰涼處以防止發芽。發芽多的或皮肉變黑綠的馬鈴薯不能食用。發芽很少的，可剔除芽及芽周圍部分，去皮後用水浸泡30～60分鐘，烹調時加些醋，以破壞殘餘的毒素。

小竅門

怎樣吃扁豆更安全

　　用扁豆作原料烹飪菜餚時應注意：扁豆越老毒素越多，所以應盡可能食用新鮮的嫩扁豆。烹飪前最好去掉扁豆的兩端及夾絲，因為這些部位所含的毒素最多。烹飪時要以高溫煮透，以破壞毒素。

～～～～ 防 範 攻 略 ～～～～

對象：天然食物毒素。

危害：引起食物中毒，嚴重的致人死亡。

來源：毒蘑菇、發芽的馬鈴薯、新鮮豆類、白果等含有
　　　　毒素的天然食物。

要點：

★不吃不熟悉的天然食物，尤其是不要採食野生蘑菇。

★在外旅遊時，對當地陌生的天然食物要謹慎對待，不
　要隨便食用。

★扁豆、四季豆、大豆等豆類食物必須用高溫徹底烹
　煮，破壞其中的有毒物質。

★不要吃蘋果、桃、杏、梨、李子、梅、櫻桃等水果的
　果核和種子。

★不可生吃白果，煮熟的白果也不可多吃。尤其是兒童
　和易受白果毒素影響的人更要小心。

★千萬不能生吃木薯，要煮熟、蒸透後方可食用。

★新鮮竹筍應切成薄片後徹底煮熟。

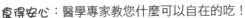

★新鮮的金針花要在沸水裡汆燙，然後放到冷水中浸
泡，再經過炒透或煮熟，才可安全食用。

★發芽多的或皮肉變黑綠的馬鈴薯不能食用。發芽很少
的馬鈴薯，可剔除芽及芽周圍部分，去皮後用水浸泡
30～60分鐘，烹調時加些醋。

十一、鎘米風險如何應對

 為什麼這些村莊出生的都是女嬰

在英國威爾斯北部，有個名為「戴姆斯」的村莊，其在20世紀60年代出生的嬰兒全是女性。在對岸的中國大陸地區，近三十年來也有不少「女兒村」的例子出現。

科學家們經過長期研究後確認，「女兒村」形成的原因是鎘中毒。據檢測，國內外「女兒村」的村民所飲用的水中鎘含量都很高，這嚴重防礙了男子睪丸中的精子成熟和活動，其中與卵子結合能生男嬰的具有Y染色體的精子受到影響最大，致使生女不生男。

鎘主要存在於鋅、銅、鋁礦內，且以鋅礦石中含量最多。人們長期飲用了含鎘的水或吃了含鎘的米後，鎘在人體中慢慢累積起來，就造成嚴重的疾病。

令人憂慮的是，要祛除土壤中的鎘並不容易，除了長期休耕後，種植某些對於重金屬吸收力強的植物，如馬纓丹、

馬齒莧、孔雀草等，慢慢將鎘移除外，就沒有其他更為有效的方法。因此，鎘米雖然是老問題，但要求徹底解決，卻還需要極長的時間與政府公權力的伸張。事實上，鎘汙染的源頭——各式加工場的廢料、廢水從未得到確實的解決與嚴格取締、懲處。

吃了過量的鎘會得什麼病

鎘是對人體健康威脅最大的有害元素之一，新生兒體內幾乎不含有鎘，人體中的鎘幾乎全部是出生後從食物和環境中蓄積的。

長期接觸大劑量的鎘對人體組織和器官的危害是多方面的。鎘吸收進入人體後，形成鎘硫蛋白，透過血液到達全身，並有選擇性地蓄積於腎臟、肝臟中，腎臟可蓄積吸收量的1／3，是鎘中毒的主要器官。慢性鎘中毒的初期症狀為倦怠無力、頭痛眩暈、鼻黏膜萎縮、咳嗽、胃痛和體重減輕。病情發展以後，患者會出現腰背及膝關節痛、牙齒上出現黃色的鎘環、全身骨骼疼痛、骨質疏鬆、活動時刺痛加劇等症狀，還會發生輕微外傷就可致骨折等情況。有些嚴重患者還出現肺氣腫、呼吸功能下降、腎功能衰弱、腎結石、尿蛋

白、肝臟損害和貧血等病症。此外，長期接觸大劑量的鎘還會導致消化系統障礙等。

從動物試驗和人群流行病學調查中還發現，鎘可使恆溫動物和人的染色體發生畸變，鎘的致畸作用和致癌作用（主要為前列腺癌）已經動物試驗得到證實。

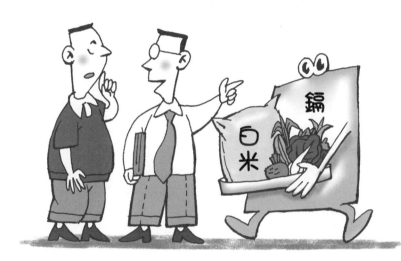

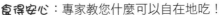

鎘中毒還可引發「痛痛病」

20世紀30年代出現在日本中部地區富山縣的「痛痛病」也是一種怪病。患者大都是婦女，病症剛開始時表現為腰、手、腳等關節疼痛。病症持續幾年後，患者全身各部位會發生神經痛、骨痛現象，行動困難，甚至呼吸都會帶來難以忍受的痛苦。病症到了後期，患者骨骼軟化、萎縮，四肢彎曲，脊柱變形，骨質鬆脆，就連咳嗽都能引起骨折。患者不能進食，疼痛無比，常常大叫「痛死了——痛死了！」，「痛痛病」因此而得名，有的人因無法忍受痛苦甚至自殺。科學家們已證實，「痛痛病」引發的原因就是鎘中毒。

鎘的毒性具有累積效應

值得注意的是，你即使吃了幾次鎘米也不會馬上中毒，鎘污染造成的健康危害需要長期累積才會顯現，在時間上具有滯後性。鎘的毒性累積而損害人體的效應是長期的，即使停止了食用高鎘白米，損害健康的狀況依然會持續。這對在鎘污染區自種水稻自食白米的農民而言，以及對一直吃高鎘白米的城鎮居民來說，尤需警惕。

據報導，某個地區土壤環境鎘污染嚴重，當地人群鎘攝入量超過世界衛生組織建議的每星期耐受攝入量值，但對這一人群進行體檢後，並未發現他們的健康損害達到標準的判定條件。為什麼呢？這是因為每星期耐受攝入量值的認定不是基於實際的腎功能損害，而是基於腎功能改變的早期指標，該指標暗示在今後可能會產生腎功能損害。對於較短時期內鎘攝入量超過世界衛生組織建議的每星期耐受攝入量值的人群來說，即使沒有表現出明顯的健康損害，但這是鎘毒性累積效應的時間還沒到，因而並未顯示在身體檢查的報告中。

鎘含量超過多少的白米吃了就不安全

透過食品風險評估，我國訂有『食米重金屬限量標準』（鎘0.4 ppm以下，汞0.05 ppm以下，鉛0.2 ppm以下），也就是說，鎘的含量低於或等於每公斤0.4毫克的白米是合格的。

然而，相較中國大陸地區每公斤0.2毫克的白米中鎘的限定量相比，我國白米的鎘限定量是不是規定得太鬆了呢？

> **★ 小叮嚀 ★**
>
> 我國規定，白米中的鎘含量不得超過每公斤0.4毫克。

以聯合國糧農組織與世界衛生組織（WTO）建議的每週容許攝取量（PTWI）作參考依據，一個體重為60公斤的成人，其每週容許攝取鎘的量為420微克，一天為不超過60微克，若白米中的鎘含量限定為0.4毫克／公斤，實際生活中每人平均每天鎘攝入量最高可達120微克，七天就是840微克，整整超過安全標準二倍，當然，我們並不會天天中頭彩，吃到鎘含量最高標準的米，然而，含鎘的食品卻並不只有米而已，包括豬肉、雞肉在內的肉品、海鮮、蔬果等副產品，因飼養與種植環境裡接觸到重

金屬，殘留在體內，也可能含有鎘。

　　事實上，對鎘等有關食品污染物限量的食品安全國家基礎標準，我國實有進行整合完善之必要，在考量我國農產品鎘汙染情形、國人的飲食結構與平均消費量之前提下，提出穀類、蔬菜、水果、食用菌、豆類、薯類、堅果及籽類、肉類、水產品、蛋及蛋製品、調味品和飲料類等食品中鎘的限量。

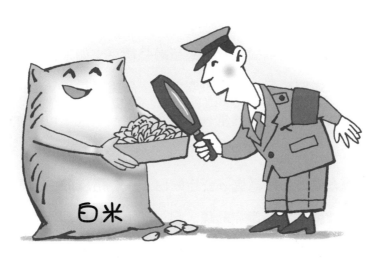

白米中鎘含量不得超過每公斤0.4毫克。

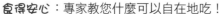

你的鎘中毒風險有多大

　　許多人更關心個人的飲食風險，都想知道自己有沒有鎘中毒的可能。但是，每個人的情況各異，要具體評估很難。不過，你完全可以透過評估來大致瞭解。

　　首先，計算一下你個人的「安全線」，以前有個很好記的粗略計算法，把你的體重公斤數乘以1微克，就是你的每天鎘允許攝入量。如果你是苗條少女，體重僅45公斤，注意了，你每天的鎘攝入量不應超過45微克；如果你是彪形大漢，體重達85公斤，哇！「安全線」高達85微克，但你也不要高興太早了，你的食量——肯定比女孩子大，也許你的風險更大呢！為什麼呢？就看你怎麼吃了，如果你每天吃0.5公斤鎘含量為0.15毫克／公斤的白米——這樣的白米是合格的，這樣就吃了75微克的鎘，另外加上在其他副食品中攝入的鎘至少也要30微克，總共105微克，已經大大超過了你的「安全線」。

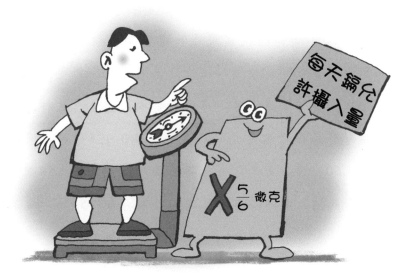

一個人每天鎘允許攝入量為自己的體重公斤數乘以5／6微

小竅門

如何計算自己每天鎘允許攝入量的「安全線」

把你的體重公斤數乘以5／6微克，就是你的每天
鎘允許攝入量的「安全線」。

> ### 國際上對人體攝入鎘的限量的規定變得更嚴格
>
> 2010年聯合國糧農組織和世界衛生組織的食品添加劑聯合專家委員會第73次會議，將鎘的「暫定每星期耐受攝入量」改為「暫定每月耐受攝入量」，並將此降低為每月每公斤體重鎘的攝入限量為0.025毫克，據此一算，60公斤體重的人每天鎘的攝入限量就變為50微克了，因此把上面的粗略演算法的結果再乘以5／6，就是新標準了。

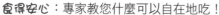 怎樣規避鎘的危害

1. 計算一下自己的鎘允許攝入量的「安全線」

知道了自己從膳食中允許攝入鎘的限量，就可以調整自己的飲食行為，阻止高鎘食品從口而入。

2. 選擇品質好的白米

留心品牌、產地、種類、生產日期等標籤。如果你吃的白米出自生態環境較好的地區，攝入的鎘的量就可能少一些，買產自污染較少的地區的白米品質較有保障。此外，購

買白米要到超市或透過正規管道。有些品牌的白米價格雖較高，但品質有保證。

3. 不同產地的白米輪流吃

為了分散風險，你不要總是買同一個產地的白米吃，也不必專吃一個品牌的白米。

4. 不要長期只吃白米

最好也不要長期只吃單一的稻米種類，以白米為主食的人可以搭配吃些小麥和雜糧。建議飯量大的人，不妨多吃些麵食。選擇主糧要「優而雜」。

5. 適當補充營養品

對於攝入了較多鎘的人，除用綜合劑療法即化學促排外，更應該脫離鎘接觸和增加營養。一般是服用大量鈣劑、維生素D和維生素C。其實質是用補充的鈣及其他有益微量元素來頂替鎘，從而緩解和消除鎘的毒害。此外，曬太陽和用石英燈照射效果亦佳。

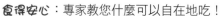
目前人們的鎘攝入量偏高嗎？

在全球環境監測計畫中，食品中鎘含量已被確定為食品污染物監測的必測項目之一。我國鎘污染問題長期存在，一些地方近年來更有加劇的趨勢，居民膳食中鎘攝入量偏高，鎘的全國平均攝入量呈上升趨勢。

防鎘還要做到「二少一不」

我國鎘污染較嚴重的食品還有家畜家禽內臟、海產品和菸葉等。因此，在飲食上要做到「二少一不」。

二少：

＊少吃動物內臟。家畜家禽類的內臟如豬肝、豬腎、雞肝、鴨肫、鵝肝等應當盡量少吃或不吃。以豬腎為例，按目前鎘污染的平均水準，如果你每星期吃150公克以上的豬腎，你攝入的鎘就可能會超出每星期鎘的允許攝入量，你的鎘慢性中毒的機率就會增大。

＊少吃甲殼類、貝殼類和軟體頭足類海產品。因為這些海產品有較強的聚集鎘的能力，尤其是扇貝、蟶子、烏賊等貝殼類和軟體頭足類海產品，沿海居民都很喜歡吃，有的人幾乎每隔幾天就要吃上一些，請這些嗜好鮮美海產品的食客千萬不能貪嘴，每人每星期食用量最好不要超過180公克。

一不：

＊不吸菸。大部分菸葉中的鎘含量高，吸菸人群攝取的鎘大大高於不吸菸的人群，長期吸菸對肺、對腎都有損害。

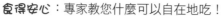

防 範 攻 略

對象：鎘。

危害：引發膝關節痛和周身骨骼疼痛、肺氣腫、腎功能衰弱、消化系統障礙和肝臟損害等病症，還有致畸和致癌作用（主要為前列腺癌），毒性具有累積效應。

來源：鎘含量超標的白米、動物內臟、海產品等食物。

要點：

★計算自己的鎘允許攝入量的「安全線」，把自己的體重公斤數乘以5／6微克，就是自己的每天鎘允許攝入量的「安全線」。

★我國規定，白米中鎘含量不得超過每公斤0.4毫克，不吃鎘含量超標的白米。

★選擇品質好的白米，購買時看清白米包裝標籤上的品牌、產地、種類、生產日期等。

★為了分散風險，不要總是買同一個產地的白米吃，也不必專吃一個品牌的白米，不同產地的白米輪換吃，

可分散風險。

★選擇主糧要「優而雜」，最好不要長期只吃單一米
　飯。

★仔細選擇鎘含量較低的食物種類。

★對於攝入了較多鎘的人，絕不攝入鎘含量高的食物。

★少吃動物內臟，少吃甲殼類、貝殼類和軟體頭足類海
　產品。

★大部分菸葉中鎘含量也較高，所以最好少抽或不抽
　菸。

★有的乾食用菌也有鎘污染，注意不要食用過量。

十二、還要不要吃碘鹽

 碘鹽為什麼總讓人不放心

　　碘是存在於土壤及海洋中的微量元素，台灣為海島國家，很多人以為不會有碘缺乏問題。然而，台灣大學河石教授於一九四四年發表的流行病學報告即指出，地方性甲狀腺腫為當時台灣十大常見疾病的第五名。當時國際預防缺碘的策略，主要是在食鹽中加碘，台灣亦從一九六七年起全面實施食鹽加碘政策，

　　然而，台灣自二○○四年加入世界貿易組織（WTO）、台鹽民營化後，由於引進各式各樣玫瑰鹽、海鹽等進口鹽類，不僅衝擊國內鹽品市場，也改變了政府的碘營養控管政策。從強制在食鹽中加碘，到現在開放碘攝取。國人碘攝取量也逐漸下降，政府若未重新制定相關政策，導致國人的碘攝取量退回七十年前，可能影響民眾智力發展，增加甲狀腺疾病發生的機會。

不過，食鹽加碘政策也會有其他問題產生。台大醫院基因醫學部及內科部主治醫師陳沛隆表示，碘吃太多會誘發有自體免疫疾病的人發病，如葛瑞夫茲氏病會有甲狀腺機能亢進等。那麼我們到底要吃多少碘呢？這個問題實在讓人有些無所適從。

碘過少或者過多有什麼危害

　　碘對大腦的發育影響很大，故而被稱為「智力元素」。人體中70%～90%的碘躲在甲狀腺中。碘不同於其他有害化學物，它是人體必需的元素之一。碘過少或

> **小叮嚀**
>
> 碘過少或者過多都會對人體健康產生危害。

者過多都會對人體健康產生危害。碘少了，成年人可能發生「甲腫」（甲狀腺腫大）、甲狀腺機能減退症，嬰兒可能「呆小」（呆小症，也稱克汀病），孕婦容易流產等等。碘多了，人既易患「甲減」，又易患甲狀腺機能亢進，會導致自身免疫性甲狀腺疾病的發病率增加。有學者認為，長期攝入過量的碘可使甲狀腺癌的發病率增加。

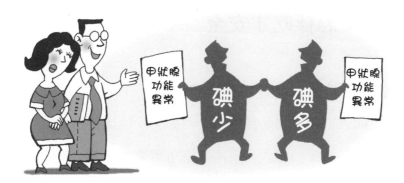

碘攝入過多或過少都會引發疾病

歐洲各國食鹽中的碘含量

由於地域遼闊、歐洲各國食用鹽加碘的量差異很大。歐洲各國根據本地人膳食中碘的平均攝入量，對照國際權威機構的推薦量，制定出每公斤食鹽添加碘的標準。其中，挪威最少，5毫克／公斤；希臘最多，50毫克／公斤；義大利30毫克／公斤，瑞士20～30毫克／公斤，英國10～20毫克／公斤。

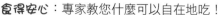

碘鹽怎樣吃才安全

1. 根據身體情況合理食用碘鹽

不同人群需要的碘量不同，例如，女性比男性更容易受到缺碘的影響。一個人在不同時期所需要的碘量也不同。兒童和青春期少年因生長發育較快，對碘的需求量大。女性在發育期、懷孕期、哺乳期對碘的需求也各不相同，懷孕期、哺乳期是需碘的高峰期。

碘攝入量還與健康狀況有關，如甲狀腺機能亢進患者不需食用碘鹽，因為補碘會增加甲狀腺激素的合成，加劇病情。其他甲狀腺疾病患者是否可吃加碘鹽，一定要遵醫囑，自行決定會加劇病情。

2. 根據飲食情況科學食用碘鹽

同樣吃碘鹽，不同的飲食習慣會使碘攝入量造成很大的差異。口味偏鹹的人吃碘鹽攝入的碘含量比較高。

此外，一般含碘量高的食物多是海產品，如海帶、紫菜、鮮帶魚、蚶乾、乾貝、淡菜、海參、海蜇、龍蝦等；海帶含碘量最高，新鮮海帶中達到2000微克／公斤以上；其次

為海魚及海貝類（800微克／公斤左右）。陸地食品，則以
蛋、奶含碘量最高（4～90微克／公斤），其次為肉類，淡
水魚的含碘量接近或略低於肉類，植物的含碘量是最低的。
因此，飲食結構中素食居多者，可能就必須以食用碘鹽的方
式補充碘的攝取量，一般成人每天的碘攝取量為150微克，
各位讀者可自行評估看看。

我國尿碘水平分布

　　據陽明大學內科副教授鄧錦泉2004年到2009年台灣
加入WTO後，19歲以上成人碘營養狀況之分析，國人尿
液中碘含量的中位數為99.6（微克／升），但世界衛生組
織（WHO）定義尿碘的中位數標準值，碘營養充足應介
於100至199，若99以下就屬碘不足，台灣僅低空通過標
準值的最低門檻。

　　進一步分析，女性的尿碘中位數僅98（微克／
升），屬於碘輕度不足；且尿碘中位數也隨著年齡增加
而下降，尤其五十歲以上女性及六十歲以上男性，都是
碘輕微不足族群。

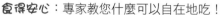
> ### 世界衛生組織推薦的碘攝入量
>
> 7歲前兒童每天90微克，7～12歲兒童120微克，12歲以上150微克，孕婦和哺乳期婦女為200微克。

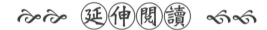

怎樣計算碘的攝入量

　　對於個人而言，每天的碘攝入量很難準確計算。理論上，你可以把平均每天吃的主要含碘食物的重量乘以相應食物的含碘量得出一個評估數。這裡的主要含碘食物包括水、食鹽、海產品（海魚、紫菜、海帶等）、蔬菜等，它們的含碘量可以從研究資料查出。不過，這只能作參考，因為估算的結果和你每天吃進的真實的碘量還有差距。加之經烹調後食物的碘量會損失，因而難以細算。

　　除了計算吃進去的碘量，理論上還可透過計算排出的尿碘水準來判斷個人的碘攝入量。不過，測一天一次的尿樣不能反映實際水準，測幾天24小時的尿樣實際操作上又很麻煩。所以實際調查時，會選一個地區有代表性的部分人群，收集他們某一時間內的尿樣，檢測各自尿碘含量，然後以全部檢測數值的中位數（MUI）來評價碘營養水準。

防範攻略

對象：碘鹽。

危害：碘過量或碘缺乏都會影響健康。

來源：不正確食用碘鹽。

要點：

★不同性別、年齡的人群需要的碘量不同，一個人在不同時期所需要的碘量也不同，要根據自身情況正確食用碘鹽。

★甲狀腺疾病患者是否可吃加碘鹽，一定要遵醫囑，自行決定會加劇病情。

★依據自身的飲食結構評估碘攝入情況，決定是否該吃碘鹽。

★根據調查，孕婦和哺乳期婦女每日所需攝取之碘量較高，碘缺乏風險亦隨之增加。所以，「準媽媽」們要注意補碘。

★根據調查，五十歲以上女性及六十歲以上男性，都是碘輕微不足族群，應適量補充碘鹽。

★口味偏鹹的人吃碘鹽攝入的碘含量比較高，要適量減少食用碘鹽或者改吃含碘量較少的鹽。

十三、怎麼吃不容易鉛中毒

 ## 燒香拜拜不注意通風，小心幼兒鉛中毒

　　研究發現，國內幼稚園兒童血中鉛濃度平均值為1.86μg ／dL，與歐美先進國家的平均值相差不遠，不過也有兒童 血中鉛濃度超過世界衛生組織（WHO）建議的安全值標準 10μg／dL，共同危險因子為：低家庭收入、父親從事營造 業、家中有燒香拜拜的習慣。

　　燒香拜拜是國內常見的文化傳統，但研究發現家中有燒 香拜拜習慣的孩童，血中鉛濃度平均值突破2μg／dL，超過 整體平均值，且拜的頻率越高，濃度也越高。

　　台大公衛系教授黃耀輝表示，隨著禁用有鉛汽油、含鉛 油漆、焊接材料等相關製品，已使得環境中的鉛曝露減少， 但這份研究卻發現危險因子反而來自家庭，除了燒香拜拜，

還有在鋼鐵、塑膠工廠工作的父親，回家不換衣服就抱孩子，可能把工作環境殘留的鉛粉塵傳遞給幼兒。

鉛毒性危害影響的主要是神經系統，包括手指、手腕、關節無力等神經功能的障礙，也可能造成高血壓或腦和腎臟的疾病，學者呼籲，應盡可能降低兒童對鉛的接觸程度。

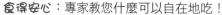鉛對人體有什麼危害

1.「五毒俱全」

鉛對人體的毒害是全身性的、多系統的，對人的神經、血液、消化、泌尿、生殖、心血管、內分泌和免疫等系統均有毒性作用。

2. 影響智力

血鉛過高主要危害大腦的發育，導致學習、記憶和注意力等腦功能的損傷，直接大幅度降低兒童的智力發育和學習效率，嚴重者會造成癡呆。

兒童的血鉛水準與智商和身高顯著相關。兒童每升血液中的鉛濃度每上升100微克，智商水準（IQ值）平均降低1～3分，身高降低1.3公分。更可怕的是，鉛中毒對兒童的智慧

影響是不可逆的，這種無法挽回的危害將導致一代人甚至幾
代人的智力缺損。

3.「陰險隱蔽」

鉛殺手的另一個特點是「陰險隱蔽」。像無症狀性鉛中
毒主要影響兒童的智力發育和體格生長，由於缺乏足以引起
家長和兒科醫生注意的臨床表現，往往容易被忽視。兒童往
往在血鉛水準達到很嚴重時才表現出症狀，待發現時，鉛中
毒已難逆轉。因此，鉛中毒隱匿累進的病理特點使其對兒童
健康的危害性更大。

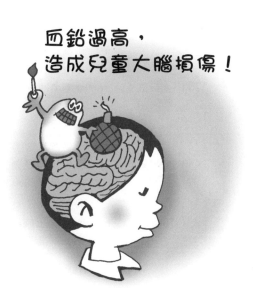

血鉛過高，
造成兒童大腦損傷！

為什麼鉛對兒童特別危險

一方面，兒童的血腦屏障（防止鉛進入神經系統的重要防禦結構，好比「防鉛牆」）發育尚未健全，鉛極易透過兒童的血腦屏障，毒害大腦的海馬體和大腦皮層，造成對兒童大腦的損害。另一方面，兒童鉛吸收率及在體內滯留時間是成人的5～8倍，而且，鉛在兒童體內吸收得多，排泄得少。因此同樣的鉛危害水準，兒童受害程度比成人要嚴重得多。

不同程度鉛中毒的症狀

中毒程度	血鉛水平	症狀
無症狀性鉛中毒（輕度鉛中毒）	100～199微克／升	沒有特異的臨床症狀，偶發性行為異常
中度鉛中毒	200～449微克／升	缺鈣、鐵、鋅，血紅蛋白合成障礙，免疫力低下，注意力不集中，學習困難，智商處於平均水準下、生長發育遲緩等。
重度中毒	450～699微克／升	性格改變、易激怒、有攻擊性行為、運動失調、貧血、腹絞痛、高血壓和癡呆等。
極重度中毒	大於700微克／升	臟器損害、腎功能損害、鉛性腦病（頭痛、驚厥、昏迷等），甚至死亡。

兒童鉛中毒情況

　　判定鉛中毒的常用方法是檢測血鉛。血鉛水準能準確地反映出人體近期鉛中毒程度。鉛是一種具有神經毒性的重金屬元素，在人體內無任何生理功用。

　　林口長庚醫院2006年1月至2009年6月，檢測國內一千兩百多名十八歲以下者的血中鉛濃度。

　　該院檢驗醫學科主任宵孝真說，美國定義孩童血中鉛濃度逾10ug／dL（微克／每百c.c.）就是鉛中毒，近年研究更顯示逾5ug／dL，恐使兒童大腦發育受損。

　　該院調查發現，台灣受測者平均血中鉛濃度為2.94ug／dL，但有十人逾10ug／dL，已達鉛中毒標準；大於5ug／dL的人數比率，更從2006年的5.1％，升至去年的7.8％，血中鉛濃度平均值也從2.5ug／dL，提高到3ug／dL。

　　台大公衛系教授黃耀輝「2011年台灣地區幼稚園兒童血中鉛濃度與影響因素初探分析」，亦針對全台85所幼稚園、934位4～7歲兒童，抽血檢驗鉛濃度。研究發現，國內幼稚園兒童血中鉛濃度平均值為1.86μg／dL，與歐美先進國家的平均值相差不遠，卻有為數相當之兒童血中鉛濃度超過世界衛生組織（WHO）建議的安全值

標準10μg／dL，共同危險因子為：低家庭收入、父親從事營造業、家中有燒香拜拜的習慣。

兒童由於代謝和發育方面的特點，對鉛毒性特別敏感。兒童鉛中毒的標準已從20世紀70年代以前的血鉛濃度600微克／升降為目前的100微克／升。近年來有研究發現：即使兒童血鉛濃度100微克／升，鉛對兒童的毒副作用仍然很明顯。進一步研究還認為，血鉛水準降到10微克／升左右，雖尚不足以產生特異性的臨床表現，但已能對兒童的智慧發育、體格生長、學習能力和聽力產生不利影響。因此，已故林口長庚醫院臨床毒物科主任林杰樑醫師表示，血中鉛濃度並無安全範圍，越低越好，零是最理想狀態。

一個王朝的衰落

　　古羅馬帝國使用鉛來鑄造引水管道，而且上層階級在日常生活中廣泛使用含鉛陶瓷、鉛製的容器、酒具和餐具等，以致古羅馬貴族每人每天攝入鉛250微克之多。由於頻繁大量地攝入鉛，導致男子不育、婦女流產、早產和死胎、兒童大腦發育遲緩。古羅馬貴族的繁衍能力和生存競爭能力迅速降低，上層階級的人數迅速減少，已婚人群中僅半數能生育，孩子的出生率和存活率極低。古羅馬帝國究竟怎樣由強變弱，最終滅亡？歷史學家有許多解釋，其中鉛中毒也是原因之一。

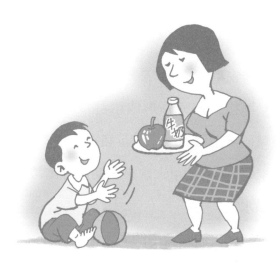

為了遠離鉛的傷害，兒童需要補充蛋白質和維生素C

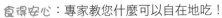

從膳食中攝入的鉛含量不應超過多少

聯合國糧農組織和世界衛生組織食品添加劑聯合專家委員會建議，鉛的每星期允許攝入量為25微克／公斤體重。

如何讓孩子遠離鉛的傷害

1. 六要

・要適當、均衡的飲食

鉛在體內的吸收途徑與鈣、鐵、鋅、硒會發生消長關係，所以兒童膳食中含鈣、鐵、鋅、硒豐富，就可以減少鉛的吸收量。

・要補充維生素C

維生素C可在腸道與鉛形成溶解度較低的抗壞血酸鉛鹽，然後隨糞便排出體外，以減少鉛在腸道的吸收。所以，多吃含維生素C豐富的蔬菜、水果有助於排出體內的鉛。

・要多喝水

水可稀釋鉛在人體組織中的濃度，促進鉛從體內排出。

・要補充優質蛋白質

牛奶中的蛋白質能與體內的鉛結合成一種不溶性化合物，從而大大減少機體對鉛的吸收量。中國內蒙古自治區呼和浩特市兒童的血鉛水準為全國最低，可能和他們飲用牛奶較多有關。蛋類可與鉛結合成硫化物，有分解和減輕鉛毒的作用。此外，魚、蝦、豆製品、瘦肉、貝殼類食品也有利於降低體內鉛的濃度。

‧要定時進食

空腹時鉛在腸道的吸收率成倍增加，所以要養成定時進食的習慣。

‧要勤洗手

兒童經常使用的彩色筆、鉛筆、彩漆玩具中鉛含量都很高，要讓孩子養成勤洗手的習慣，尤其是在吃東西前一定要洗手。

2. 六不要

‧不要吃高鉛食品

有的孩子喜歡吃爆米花。據檢測，40%的按傳統方法製作的爆米花含鉛量超過國家衛生標準，屬「高鉛食品」之一。皮蛋也是「高鉛食品」。即使所謂的「無鉛皮蛋」也不可能完全不含鉛，只不過含鉛量較低而已。此外，薯條等膨化食品的含鉛量也很高。

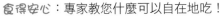
‧不要吃水果皮

水果殺蟲劑砷酸鉛迄今仍在廣泛使用，因此水果表皮含鉛量較高，蘋果、生梨、葡萄等果皮不要吃。過去宣傳的果皮有營養可吃的說法建立在果皮無毒的基礎上，在安全與營養之間選擇時，當然安全第一。

‧不要吃陳水

所謂陳水一般是指在水管裡停留6小時以上的自來水。每天早上用自來水時，應放掉前一晚囤積在管道中的可能被污染的水。

‧不要與含鉛物親密接觸

不用報紙等印刷品包裝食物，教育孩子不咬鉛筆，不用嘴觸碰油漆的玩具和圖片、書籍等印刷品。

> **★ ★ 小叮嚀 ★ ★**
>
> 兒童用品，無論是家具、房間塗料、壁紙，還是餐具、奶瓶、水杯，都不要選顏色或圖案太豔麗的。而且兒童餐具不要選釉彩、彩塑、水晶等材質。

‧不要用含鉛高的食用器具

不要用陶器、水晶製品等容器盛裝食品，特別是酸性飲料如橘子汁和酒類等。因為這些容器中所含的鉛易溶於酸性食品。

不要用釉上彩瓷器作食具。釉上彩是用含鉛的釉上顏料

製成的花紙貼在釉面上或直接以顏料繪於產品表面，再經700～850℃高溫燒烤而成。因烤燒溫度沒有達到釉層的熔融溫度，所以花面不能沉入釉中，釉上彩的鉛可能進入食品中。

不要長期使用油漆筷子，因為鉛會隨油漆脫落進入人體。

・不要在馬路邊飲食

城市汽車排放的廢氣導致灰塵中鉛含量較高（離地面一公尺左右濃度最高）。所以，盡量不要在馬路邊吃東西，或者在車輛比較密集的路邊攤用餐。

★ ★ ★ 小叮嚀 ★ ★ ★

家長要注意自己生活的周遭環境是否有工業企業，盡量使住所遠離工業污染源。

罐裝食品含鉛量高

一些罐頭是用含鉛的錫焊接的，長期盛放酸性食品，鉛容易逸出，使食品中的鉛含量增加。因此，不要吃用鉛焊罐裝的蔬菜、水果和果汁等高酸性食品。

小竅門

怎樣識別「釉上彩」瓷器

1. **看**：對著光觀察，可看到圖案、花紋不如釉面光亮，與釉面不貼合，甚至邊緣凸起。

2. **摸**：用手觸摸圖案、花紋，手感澀滯，不平滑。

如果不能判斷是否為「釉上彩」，可選擇白瓷或者內側沒有紋飾的瓷器，盡可能減少「鉛從口入」的可能性。

❧❧ 延伸閱讀 ❧❧

鉛的用途多污染也大

人類很早就發現和利用鉛了。考古發現，西元前四萬年的繪畫中的赭石顏料主要成分就是鉛。鉛的發現、開採和廣泛應用與人類文明有著不解之緣。它是人類文明和技術進步的標誌：從中國古代的青銅器、釉彩陶器，到古羅馬、古埃及、古希臘和龐貝遺址的日用器具、引水管等都可發現鉛的蹤跡。

近代歐洲的工業革命，使鉛的開採和應用出現了空前飛躍。第二次世界大戰後，含鉛汽油的廣泛使用更是起到推波助瀾的作用，全球鉛的產量增加到每年300萬噸以上。直到20世紀80年代，化妝品、印刷品、油漆、汽油添加劑、工業材料和製品等含鉛產品還與人們親密接觸。如今的老上海人還把塗鋅鐵皮水桶叫「鉛桶」。

在人類大量利用鉛的同時，它也逐漸露出了可怕的另一面：鉛的毒性對人類的生存健康和發展構成了極大的威脅。目前，鉛的全球總產量已達3億多噸，其中已經有約50%的鉛作為污染物被釋放到我們生存的環境之中。據估計，現今環境中鉛水準是工業化以前的幾百倍，環境中的鉛透過人類攝取的食物、水和空氣以及其他接觸方式進入人體，人體內鉛的蓄積量也同步增加。

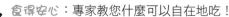

～～～～～ 防 範 攻 略 ～～～～～

對象：鉛。

危害：對多系統都有毒害作用，主要危害大腦發育，影
響兒童智力和體格發育。

來源：高鉛食物、餐具、兒童玩具、汽車廢氣等。

要點：

★飲食適當、均衡，多吃含鈣、鐵、鋅、硒豐富的食
物。

★多吃富含維生素C的蔬菜和水果，多喝水，有助於排出
體內的鉛。

★多吃富含蛋白質的食物。

★兒童經常使用的彩筆、鉛筆、彩漆玩具中鉛含量都很
高，要讓孩子養成在吃東西前洗手的習慣。

★不要吃高鉛食品，如薯條、爆米花、皮蛋等。

★不要吃用鉛焊罐裝的蔬菜、水果和果汁等高酸性食
品。

★水果表皮含鉛量較高，因此不要吃水果皮。

★每天早上用自來水時，放掉前一晚囤積在管道中的可

　能被污染的水。

★不用報紙等印刷品包裝食物。

★不要用陶器、水晶製品等容器盛裝酸性食品。

★不要用釉上彩瓷器作食具。

★兒童用的餐具、奶瓶，不要選顏色太豔麗的。

★盡量不要在交通繁忙的馬路邊吃東西。

十四、哪些食品容易被汞污染

 ## 魚翅比粉絲好吃嗎？

「沒有魚翅，只有粉絲。」2011年6月初，即將步入婚姻殿堂的大陸影視明星孫儷在網上公開發表了一則訊息。據說在孫儷的婚宴上，有一道名為「蟹肉魚翅羹」的菜品，而婚宴嘉賓中有曾拍攝「拒吃魚翅」公益廣告的姚明。因此，這道魚翅菜餚引發了人們的評論。所以，孫儷特意在自己的微博上闢謠，說所謂的魚翅是用粉絲代替的。

沒有買賣，就沒有殺戮。因為人類食用魚翅，每年有數千萬條鯊魚死亡，目前已有8種鯊魚瀕臨滅絕。其實，從營養學的角度來看，魚翅的主要成分是不完全蛋白質，吸收利用率較低，營養價值遠不及雞蛋、牛奶、豆類等食物。可以說，一碗魚翅湯的營養，絕大部分來自於其中的配料。從食品安全的角度來看，魚翅更讓人擔心。隨著環境污染的加

劇，汞等重金屬在海洋中的含量也在升高。鯊魚處於海洋食物鏈的頂端，生存時間比較長，體內蓄積的重金屬會越來越多。有關檢測顯示，70%左右的魚翅汞含量超標。長期食用魚翅，不但會損害中樞神經系統，而且可能損害生殖系統，造成男性不育。孕婦大量吸收這些毒素，可能引起胎兒畸形。由此看來，無論是為了保護環境，還是為了飲食安全，用粉絲替代魚翅都是一個不錯的主意。

被視為珍貴食品的魚翅竟然含有大量的汞。人們不禁茫然了，還有多少食品被汞污染了？怎樣飲食才能避免汞對健康的危害呢？

汞是怎樣循環污染

汞也稱水銀，它與砷、鉛、鎘不同，幾乎人人都能睹其單質的真面目。透過細細的體溫計玻璃管就可以看到水銀。如果不小心打破了玻璃管，汞就像液態的銀子一般流出來，在地上形成一顆顆圓圓的銀珠。如果不馬上用硫磺撒在上面形成硫化汞，它易蒸發成氣體。打破體溫計使汞洩漏出來，這只是汞污染的一部分。此外，每年的汞有火山噴發排放15000公噸，海面蒸發8000公噸，地面和植物排放8000公

噸，工業排放7000公噸。這些汞到了天空，又有38000公噸隨雨雪降到地面，完成汞的大循環。

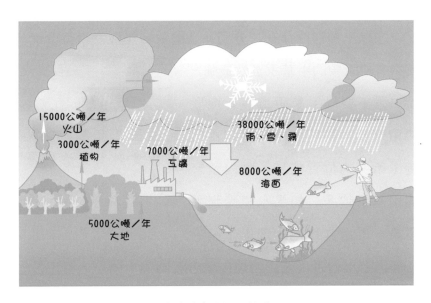

自然界中水銀的循環

汞怎麼進入你的身體

空氣中的汞沉降、聚集於河流和海洋裡，在水中由微生物和水生物的作用轉化為甲基汞，魚類和貝類將甲基汞吸收進體內。你吃了這些魚類和貝類，汞就以化合物的形式進入你的身體中。汞可不容易排出，會在你的體內積蓄造成危害。

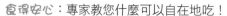

汞對健康有哪些危害

汞以三種形態存在，分別為金屬汞、無機汞和有機汞，其中有機汞中的甲基汞毒性最強。

汞主要以甲基汞這種有機形態積聚於食物鏈內。生物在食物鏈中所處的位置越高，體內積聚的甲基汞越多。如果水體受到汞污染，透過食物鏈的聚集作用，

> ★ ★ 小叮嚀 ★ ★
> 汞蒸氣有毒，吸入後會對人體造成傷害。

魚體內聚集的汞可達到水體中汞含量的幾十萬倍。體型較大的魚類含甲基汞量更高，如果食用過多，就有可能發生汞中毒事件。甲基汞中毒須經一段潛伏期才出現早期症狀，先會感覺異常、不適和視力模糊。到後來，患者可能視野收縮、耳聾、言語困難和動作機能不協調。嚴重者會昏迷，最終可能死亡。

甲基汞主要損害中樞神經系統，特別是發育中的腦部。因此，胎兒、嬰兒及幼童最易受到汞的毒性影響。孕婦即使只攝取到很少量的甲基汞，就會引起胎兒精神發育遲緩，出生時會出現智障及類似腦性麻痺的症狀。

汞的危害還有很多

由於甲基汞可能使人類的胚胎細胞產生突變，美國國家環境保護局把甲基汞列為需高度關注的物質。動物試驗證明，甲基汞會嚴重損害腎臟，可能使動物患癌。

汞還是一種環境內分泌干擾物。美國佛羅里達大學的生態學家彼得·弗雷德里克經過多年試驗發現，幼年美洲白鷺攝入甲基汞，長大後會有同性戀傾向。至於甲基汞是否有可能影響人的內分泌還在研究中，現在不能輕易下結論。

 吃多少汞會危害人體健康

2010年，聯合國食品添加劑專家委員會將汞的每星期容許攝入量，由原來暫定的每公斤體重5微克下降至每公斤體重4微克。按成人63公斤體重計算，攝入汞的「每星期總量保險線」為252微克。對於魚類、貝類食品則採用甲基汞每公斤體重1.6微克進行限量管理。按成人63公斤體重計算，甲基汞攝入的「每星期總量保險線」為100.8微克。由於每星期容許攝入量著眼於人一生攝取的量，因此只要並非長期

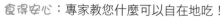

超量攝入，偶爾高於每星期容許攝入量並不會影響健康。

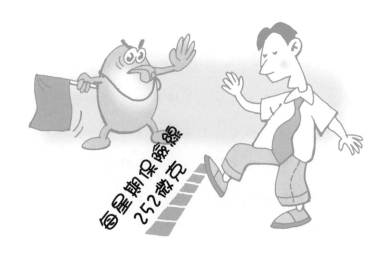

體重63公斤的成人每星期汞的總攝入量不應超過252微克

怎樣遠離汞污染

1. 日常飲食多樣化

　　不能多食水產品等汞含量高的食品，更不能偏食某一種食品。不管是保證營養需求，還是為安全考慮，各種食品要均衡地吃。

2.適當控制水產品的食用量

　　幾乎所有的魚類、貝類等水產品都含有汞，特別是有害的甲基汞。對大多數人來說，一般性食用水產品不必擔憂會攝入過量的汞。問題是，有些水產品汞含量超標，如果長期大量食用這些汞超標的水產品，就會產生健康隱患。

3. 慎重選擇水產品的種類

　　孕婦、計畫懷孕的婦女和幼童等容易受汞影響的特殊人群，在選擇水產品時應加倍小心，避免吃體型較大的掠食性魚類和其他汞含量較高的水產品，可以選擇小蝦、罐裝淡鮪魚、鮭魚、鱈魚等。孕婦每星期食用量不超過190公克，平均為兩餐的量。

　　還有資料顯示：沿海地區老年人食用水產品數量較多，所以每天透過消費魚類食物攝入的汞要高於其他年齡組，也要注意防範。

4. 外出旅遊吃水產品要注意安全

　　外出旅遊時，最好要瞭解當地湖泊、河流和沿海地區捕獲的

> **★ ★ 小叮嚀 ★ ★**
>
> 這些魚的含汞量可能較高：鯊魚、劍魚、旗魚、金目鯛、大西洋胸棘鯛、狗魚、方頭魚、鮫魚、大眼鮪魚、藍鰭鮪魚、長鰭鮪魚。

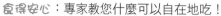

水產品的安全性。如果無法保證其安全性，每星期最多食用190公克從當地水域捕獲的水產品，而且同一星期不再食用任何其他水產品。

5. 不吃汞污染嚴重的食品

礦區、廢水排放口、污水入海口等地污染嚴重，這些地方的農產品、水產品的汞含量易超標，不能食用。

哪些食品的汞含量高

一般情況下，魚類的汞含量顯著高於蟹類，蟹類顯著高於蝦類和貝類。魚類的汞含量有個規律：肉食性魚類＞草食性和腐食性魚類，海洋捕撈類＞海水養殖類，海水養殖類＞淡水養殖類，深海覓食的魚類＞海水表面覓食的魚類。總體看來，自然生長在深海的肉食性魚類聚集汞的能力較強，在選擇魚類食品時要注意。

準媽媽們千萬別多吃海產品

發育中的胎兒最容易受到甲基汞的毒性影響，因此準媽媽要注意甲基汞的攝入量，以確保胎兒的健康。

防範攻略

對象：汞。

危害：引起中毒，損害中樞神經系統和生殖系統。胎兒、嬰兒及幼童最易受到影響。

來源：受汞污染的食品，特別是魚類等水產品。

要點：

★不能多食水產品等汞含量高的食品，更不能偏食某一種食品。不管是保證營養需求，還是為安全考慮，各種食品要均衡地吃。

★幾乎所有的魚類、貝類等水產品都含有汞，特別是有害的甲基汞。因此，要適當控制水產品的食用量。

★自然生長在深海的肉食性魚類聚集汞的能力較強，在選擇魚類食品時要注意。

★孕婦、計畫懷孕的婦女和幼童等容易受汞影響的特殊人群，在選擇水產品時應加倍小心，可以選擇小蝦、罐裝淡鮪魚、鮭魚、鱈魚等。

★想生孩子的女性從懷孕前一年開始就不要食用甲基汞

含量高的魚類。

★外出旅遊時，最好要瞭解當地湖泊、河流和沿海地區捕獲的水產品的安全性。如果無法保證其安全性，每星期最多食用190公克從當地水域捕獲的水產品，而且同一星期不再食用任何其他水產品。

★礦區、廢水排放口、污水入海口等地污染嚴重，這些地方的農產品、水產品的汞含量易超標，不能食用。

十五、你吃的食物會不會含有砒霜

 ## 水裡哪兒來的砒霜——談砷中毒

地表上處處都有砷，主要藉由水於環境中傳布。一般人受到砷污染的主要管道是攝食（經由水、食物、藥物與土壤等）、吸入等，而環境中的飲食，職場中如煉銅、燃煤、木材保存、玻璃工廠等，均是砷曝露的來源。

研究資料顯示，現今仍有許多國家地區是飲用水高砷曝露區，包括阿爾及利亞、阿根廷中部、孟加拉、柬埔寨、中國（內蒙古、山西、新疆）、匈牙利、印度、台灣、美國以及越南等。而在台灣，潛在的砷曝露人口約10萬人至20萬人，兩個砷污染地區分別是西南沿海（布袋、義竹、北門、學甲）與東北沿海（礁溪、五結、壯圍、冬山）。

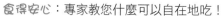

什麼是砷

砷在自然界中主要以硫化物和氧化物的形式存在，如雄黃、砒石等，還有致命的毒藥——砒霜。砷分為無機砷和有機砷兩大類。無機砷大都是有毒的，比如砒霜，正規化學名叫三氧化二砷，其毒性鼎鼎有名。有機砷基本是無毒的。

我們膳食中的總砷含量，是指有機砷和無機砷合起來的砷離子的總量。我們每天吃的食品中總有很微量的砷離子，很少會有純砒霜。至於「砒霜水」之類的說法，其實是有人對一些含砷的食品的誇張性說法。

我們的身體需要砷嗎？

砷不同於汞、鉛、鎘，後三者是人體不需要的有害金屬，而砷卻是動物和人體必需的微量元素之一，也是對健康影響較大的元素之一。這是因為人體攝入少量的砷可以促進新陳代謝，如果攝入太少，人會得元素缺乏症。當然，一下子攝入太多了也不行，會引起急性中毒。此外，攝入的砷長期超過安全線，可導致慢性中毒。

砷是「毒」也是「藥」

「毒」和「藥」往往被放在一起並稱。古今中外的科學家一直在研究把砷作為藥物來醫治皮膚病、寄生蟲病和癌症等。2000年，美國食品藥品監督管理局批准把砷化合物作為藥物，用於治療患有急性早微粒細胞白血病並對維A酸有抗藥性的患者。

🍒 過量攝入砷會引起哪些疾病

人一般可透過呼吸、飲食、皮膚接觸等途徑吸收砷。經黏膜或皮膚吸收的砷及其化合物，主要沉積在毛髮、指甲、骨、肝和腎等器官。過量的砷進入人體後，會破壞細胞的氧化還原能力，影響細胞的正常代謝，進而引起組織損害和機體障礙，可直接引起中毒死亡。慢性砷中毒從曝露到嚴重發病為20～30年。先對人體多系統功能造成危害，包括高血壓、心腦血管病、神經病變、糖尿病、皮膚色素代謝異常及皮膚角化，影響勞動和生活能力，最終可能發展為皮膚癌，可伴發膀胱、腎、肝等多種內臟癌。

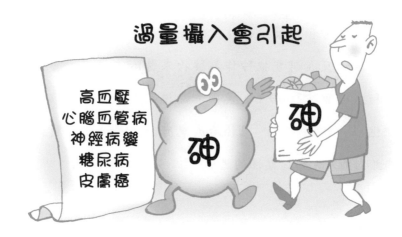

海鮮和水果同食會砒霜中毒嗎？

蝦、蟹等海鮮中含有無毒的五價砷。從理論上說，五價砷和維生素C經過複雜的化學反應，會轉變成有毒的三價砷，即砒霜。因此，有人認為，海鮮不能與蔬菜、水果等同吃。

實際上，這種說法的前提是，要一次性攝入高劑量的維生素C。具體來說，一次吃下10個柳丁，或生吃1500公克以上綠葉蔬菜，才算攝入高劑量的維生素C。即使攝入了足夠量的維生素C，要達到砒霜的致死量，一個人至少還要吃下200公斤海鮮。因此，在吃海產品的同時食用水果或蔬菜，只要不過量是沒有危險的。

砷的安全攝入量是多少

從有關食品污染物監測和我國人群膳食調查結果來看：我國大部分食品的砷含量符合國家限量標準，但也有某些地區的個別食物樣品超標，尤其是砷和含砷金屬的開採、冶煉地區，以及用砷及其化合物作原料的玻璃、顏料、原藥、紙張的生產基地附近，食物十分容易受到砷的污染。

世界權威機構公布的砷每日最高允許攝入量為每公斤體重50微克。照此標準計算，一個63公斤體重的人，每天最多允許攝入砷3150微克。世界衛生組織和聯合國糧農組織的食品添加劑聯合專家委員會制定了一個攝入無機砷的「每星期容許量」，暫定每星期允許攝入量為15微克／公斤體重。以一個體重63公斤的人計算，每星期允許攝入無機砷945微克，每天135微克。

> **小叮嚀**
>
> 砷和含砷金屬的開採、冶煉地區，以及用砷及其化合物作原料的玻璃、顏料、原藥、紙張的生產基地附近，食物十分容易受到砷的污染。

怎麼知道自己有沒有砷中毒

砷能迅速溶入毛髮、指甲、皮膚的角化組織。無論是慢性砷中毒還是急性砷中毒，中毒一星期以後，便可從毛髮中發現較高含量的砷。頭髮中的微量元素與血液中的比較相似，能準確地反映出人體內部新陳代謝的狀況。因此，要知道自己體內的砷含量是否正常，可以檢測一下頭髮的砷含量。據有關監測報告，我國居民平均髮砷值為0.73微克／克。有些國家把髮砷值1微克／克作為評估砷中毒的標準。

怎麼防範砷中毒

1. 少吃砷含量高的海產品

水生物特別是海洋生物，對砷有較強的聚集能力。一般來說，海產品中含砷較高的有龍蝦、海帶、紫菜等。當然，不同海域污染程度不一，砷含量也有差別。大部分紫菜、海帶的無機砷含量是合格的，但整體來說還是比其他食品高些，尤其是烘製和烤製的紫菜、海帶仍存在砷含量較高的風險。所以，這些海產品不宜多吃。

2. 當心慢性飲水型砷中毒

　　砷是少數幾種可透過飲用水使人致癌的物質之一。當水中含砷量達到20毫克／升時，可引起急性砷中毒，含砷量達到1.0～2.0毫克／升時，就能引起慢性砷中毒。隨著各地都市化進程，現在許多地方地面水不夠使用，進而開採地下水。一旦這些水中砷含量超標，就會出現飲用水砷中毒事件。

　　砷含量是篩選飲用水水源的十分重要的安全指標。世界衛生組織在1984年針對飲水的建議安全標準為0.05毫克／公升，在1993年下修成0.01 毫克／公升，美國環保署在2001年將水中砷法定最高濃度訂在0.01毫克／公升，更建議安全含量定為0毫克。台灣自來水中砷含量的最大限值在民國89年12月1日起下修為0.01毫克／公升而與世界先進國家同步。新開發的深井水和地下水，一定要由專業機構測試水質，確定砷等有害元素的含量達到飲用水標準才能喝。另外，野外的水別輕易飲用。

　　有不少家庭購買淨水器對自來水進行二次淨化。但是，

> ★ ★ **小叮嚀** ★ ★
>
> 新開發的深井水和地下水，一定要由專業機構測試水質，確定砷等有害元素的含量達到飲用水標準才能喝。

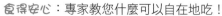

有些廠家的淨水器存在砷超標問題，反而會污染飲用水。因此，購買淨水器時一定要挑選有品質保證的品牌。

3. 少吃砷含量高的糧食

據有關研究報導，我國污染區糧食作物的樣本砷超標率相當高，水稻的砷含量顯著高於小麥和玉米，玉米的抗砷污染能力較強。

在規範的銷售管道出售的糧食製品，其砷含量應在國家標準範圍內，可以放心購買。對於小商販或流動攤點銷售的糧食，以及來自砷污染區的糧食要特別小心。

4. 少吃砷含量高的蔬菜

國人的膳食結構中，砷的主要來源是穀類糧食和飲用水，來自蔬菜的砷只佔15%左右。但是，蔬菜中的砷大部分為毒性較強的無機砷，約佔蔬菜總砷含量的87%，因此要加以特別注意。

不同種類蔬菜的砷含量由大到小依次為：葉菜類>根莖類>茄果類>鮮豆類。葉菜類蔬菜的砷富集係數最高，芹菜、蕹菜、茼蒿、芥菜等蔬菜的抗砷污染能力較弱。購買蔬菜時，盡量不要選擇可能有砷污染的種類，少吃砷含量較高的

蔬菜。

小竅門

怎樣減少海帶中的砷污染

　　海帶含砷主要是海水污染所致。從安全角度出發，海帶在食用前一定要洗乾淨，並充分浸泡。海帶經水浸泡以後，砷和砷化物溶解在水中，含砷量會大大減少。浸泡時水要多些，或者換一兩次水。至於浸泡時間與海帶的質地和含砷量有很大的關係。比較嫩的、含砷量少的海帶，浸泡時間不用太長；質地硬、含砷多的，浸泡時間相對較長。由於含砷量的多少難以用肉眼鑑別，因此一般來說，浸泡6小時左右就可以了。因為浸泡時間過長，海帶中的營養物質，如水溶性維生素、無機鹽等，也會溶解在水中，海帶的營養價值會降低。

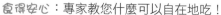

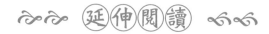

哪些怪病是由砷中毒引起的

　　20世紀50年代末期，台灣的西南沿海地區出現了一種奇怪的病，當地人稱為「烏腳病」。生這種病的人開始感覺手腳發冷、發麻，將手、腳抬高一會兒，指尖和腳尖就會發白。到後來，患者的手腳因壞疽而發黑，因此叫「烏腳病」。當地人還把烏腳病叫作「烏乾蛇」。「烏」是指患者四肢末端壞疽的顏色；「乾」是指壞疽部位不會流出血水；「蛇」則是指壞疽會從四肢末端往上延伸。由於得病的部位極度疼痛，有些人甚至因無法忍受而自殺。更讓人痛苦的是，當時這種病無藥可治，唯一的治療方式就是截肢。到底是什麼原因讓人得這種奇怪的病呢？經過反覆追查終於查明，毒源來自當地人天天喝的深井水。經化驗，這些井水中的砷含量特別高。大多數當地人長期喝這種「砒霜水」，最終引起了「烏乾蛇」這種怪病。

　　在世界許多地方都發生過類似的砷中毒事件。孟加拉在1980年開始陸續發現因砷中毒引起皮膚病變的病例。當時，該國不斷大量開挖水井和池塘作為水源，孰料許多井水含砷量過高，造成上百萬人中毒，還有不少人因此死亡，堪稱世

界上最大的砷中毒案。

亞洲的菲律賓、蒙古、泰
國，東歐的羅馬尼亞，南美洲的
智利、阿根廷、墨西哥等國，都
有因飲用水引起砷中毒的事件。
中國大陸新疆、內蒙古、山西、
貴州、廣東等地，也都發生過因

土壤、飲用水引起的砷中毒事件。珠江上游的粵北地區曾經
發生過被當地人叫作「蛤蟆皮病」的事件。那時，該地區的
居民中出現了一種皮膚像蛤蟆皮的斑點、手腳掌長硬結、肚
子脹大的怪病，人稱「蛤蟆皮病」。患者的癥狀慘不忍睹。
經調查發現，該病也是由砷污染引起的慢性中毒。

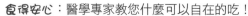
〜〜〜〜〜 防範攻略 〜〜〜〜〜

對象：砷。

危害：引起急性或慢性中毒，誘發癌症。

來源：糧食、飲用水、海產品、蔬菜等。

要點：

★少吃含砷較高的海產品，如龍蝦、海帶、紫菜等。

★海帶在食用前一定要洗乾淨，並充分浸泡。

★新開發的深井水和地下水，一定要由專業機構測試水
　質，確定砷等有害元素的含量達到飲用水標準才能喝。

★野外的水別輕易飲用。

★購買淨水器時要挑選有品質保證的品牌，以免砷超標
　的淨水器污染飲用水。

★在規範的銷售管道出售的糧食製品，其砷含量應在國
　家標準範圍內，可以放心購買。對於小商販流動銷售
　的糧食以及來自砷污染區的糧食要特別小心。

★盡量不要買可能有砷污染的蔬菜，少吃砷含量較高的
　蔬菜。

十六、你吃的食品被戴奧辛污染了嗎

 ## 戴奧辛污染是工業化國家的「專利」嗎？

2011年初，數萬名德國民眾走上街頭，舉行大規模示威。一些民眾還打扮成胖胖的母雞，手裡舉著印有雞蛋的標語牌。他們這是做什麼？原來，一向以嚴謹著稱的德國竟然發生了「毒雞蛋」事件。

在一次例行食品抽檢中，德國食品安全管理人員在一些雞蛋中發現了超標的致癌物質「戴奧辛」。隨後，相關機構對數千枚雞蛋進行了檢驗，發現許多農場的雞蛋都含有超標的戴奧辛。有關機構追查發現，雞蛋遭到戴奧辛污染的根源在於有問題的雞飼料。隨著調查的深入，在雞肉、牛肉等食品裡也檢測到超量戴奧辛。儘管目前沒有人因為食用被污染的食品而受到明顯傷害，但該事件引發了德國民眾對於食品

安全的疑慮。數萬人舉行示威，要求政府採取措施，確保食品安全。同時，一些國家也採取措施，對德國生產的蛋類和肉類製品嚴格把關，防止受污染食品進入本國。

　　類似的戴奧辛污染食品事件已經發生過多次，而且大都發生在工業化國家。對戴奧辛進行化學定量分析需要非常先進的方法，世界上只有少數幾個實驗室能夠做到，而且一個生物樣品成本在1700美元以上，因而以前對戴奧辛的風險評估主要在發達的工業化國家進行。但是，戴奧辛的污染絕不僅僅局限在發達國家，而是全球性的。從20世紀30年代以來，世界上的每一個人都曝露在戴奧辛的污染之下，連北極地區的生物也難逃戴奧辛的污染。

什麼是戴奧辛

　　戴奧辛是一類名為多氯代含氧三環芳烴類化合物的統稱，包括210種化合物「弟兄們」，分為三個種類：最毒的一種叫二聯苯戴奧辛（PCDDs）簡稱戴奧辛同源物，第二種叫多氯呋喃（PCDFs），還有一種是多氯聯苯(PCBs)。在這些化合物中，又以2,3,7,8-四氯戴奧辛（2,3,7,8-Tetrachlorodibenzo-p-dioxin, 2,3,7,8-TCDD）毒性

最強，比劇毒物質氰化鉀還要毒1000多倍，堪稱名副其實的
「世紀之毒」。

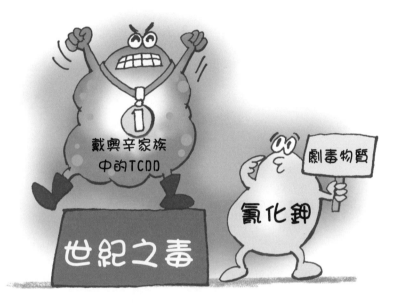

比劇毒物質氰化鉀還要毒1000多倍的戴奧辛家族中的TCDD，堪稱「世紀
之毒」

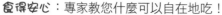

> ## 如何評估戴奧辛的毒性
>
> 戴奧辛在環境和食品中以一種複雜的混合物形式出現。為了評估整個混合物的潛在風險，對這組污染物採用了「毒性當量」概念。2,3,7,8-四氯戴奧辛在這個家族中毒性最強，所以被用作參照物，其他戴奧辛均根據實驗研究確定其相對於「毒老大」的毒性，再「論毒排名」……

戴奧辛是從哪裡來的

森林火災、火山噴發等自然過程都可以產生戴奧辛，但是產生的頻率和數量極為有限。環境中的戴奧辛90%以上由人類行為產生。戴奧辛主要是冶煉、紙漿氯漂白和生產一些除草劑及殺蟲劑的過程中產生的有害副產品。其中，最難辭其咎的，莫過於在燃燒不充分情況下的垃圾（固體廢物和醫院廢物等）焚燒。

戴奧辛並不是人為有意生產出來的，它對人類一點用處也沒有，是完完全全的「大廢物」。這個廢物特別頑固，在一般環境溫度下不揮發，耐高溫，難以氧化、分解或水解，

具有超長的物理、化學或生物降解期（幾十年甚至更長時間）。人和其他動植物都沒有分解或氧化戴奧辛的機能或條件，因而其毒性很難在環境中消除。戴奧辛的分布是全球性的，污染一旦產生，只會轉移和累積，難以化解。其本身具有化學穩定性並易於被脂肪組織吸收，被吸收後即長期蓄積在體內，給人類和各種動物帶來災難性的影響。

染髮劑中也有戴奧辛：染髮用的香波中含有戴奧辛，其中的一部分會在染髮過程中滲入人的頭皮。在為客人洗髮時，髮廊的工作人員也可能受到侵害，因為洗髮時產生的廢水中也含有戴奧辛，其中的一部分會順著手指侵入到他們的體內。

> **★ ★ 小叮嚀 ★ ★**
>
> 環境中的戴奧辛90%以上由人類行為產生。

戴奧辛會致癌嗎？

人在短期內接觸高劑量的戴奧辛，可能導致皮膚損害，如皮膚過度角質化、色素沉著等，還可能改變肝臟功能。長期接觸則會損害免疫系統、發育中的神經系統、內分泌系統以及生殖功能。

戴奧辛除了急性致毒外，還存在慢性的致癌毒性。1987年，國際癌症研究機構將多氯聯苯（PCBs）列為人類可能的致癌物質和已知的動物致癌物質。1997年，世界衛生組織國際癌症研究所將2,3,7,8-四氯戴奧辛歸類為「已知人類致癌物」。不過，2,3,7,8-四氯戴奧辛並不影響遺傳物質，而且若低於一定劑量的接觸，致癌風險可以忽略不計。

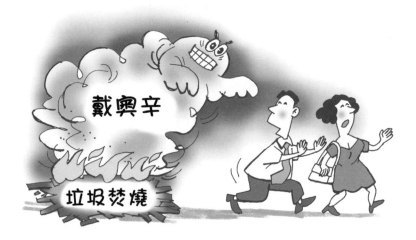

燃燒不充分情況下的垃圾焚燒會產生戴奧辛

他為什麼「變臉」了

2004年12月，奧地利首都維也納的一家貴族醫院來了一位非同尋常的患者，他就是當時烏克蘭大選時的反對黨總統候選人——維克托·尤先科。儘管醫生們已閱人無數，但尤先科的臉還是讓醫生們震驚：皮膚粗糙，佈滿點點麻子，還有大大小小的烏青色斑，一副好萊塢影片中的惡魔造型，徹底顛覆了他作為「烏克蘭最性感的男人」和「東歐柯林頓」的俊朗形象。

醫院當天公布了檢查結果，尤先科的臉是戴奧辛中毒所致。他血液中的戴奧辛含量是正常值的1000倍！進一步的檢查表明，毒素是從口中進入體內的，如果毒素劑量再大一些，或者晚一點送醫院的話，尤先科很可能已經中毒身亡。令人驚奇的是，經過醫生幾年來的精心治療，尤先科已基本恢復健康的面容，體內的戴奧辛含量已經恢復到正常水準，能夠正常工作。尤先科中毒案是迄今為止唯一能提供大量戴奧辛對人類造成急性危害的病例，並推動了相關醫學研究。

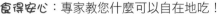戴奧辛是怎麼進入人體的

目前，世界上幾乎所有媒介都被發現有戴奧辛，但絕大多數物質所含戴奧辛的劑量小到可以忽略不計，比如植物、水、空氣等。由於戴奧辛從土壤到植物再到動物的逐級聚集作用，動物性食品的戴奧辛含量不斷提高。進入人體的戴奧辛，90%是透過吃含戴奧辛的食物，特別是動物性食品產生的，比如，肉類、乳製品、魚類和貝殼類食品。戴奧辛進入人體後，會分布在各個器官，並主要蓄積在脂肪中。戴奧辛在肝臟中的代謝非常緩慢，不易從體內排出。人體攝入微量戴奧辛，不會立即引起病變，但這種有毒成分會蓄積，最終可引起慢性病或導致癌症。由於戴奧辛普遍存在，幾乎80%的人都會從環境中接觸到戴奧辛，身體裡也有一定劑量的戴奧辛。目前，正常的環境接觸大致上不會影響健康，所以你也不必恐懼。但是，由於這類化合物具有很高的潛在毒性，有些易感群體，如孕婦、胎兒、新生兒，可能更易受到其影響。還有一些個人或群體可能因為飲

> **小叮嚀**
>
> 動物性食品是人體內戴奧辛的主要來源。

食（如大量食用受污染的魚類）或職業（如在化工廠、造紙業、焚化廠及廢物處理場工作）的關係，接觸戴奧辛較多，需要採取措施，遠離危害。

如何防止戴奧辛從口而入

預防或減少人類接觸戴奧辛的最佳途徑是控制源頭。也就是說，嚴格控制工業過程，盡可能減少戴奧辛的形成；宣導垃圾分類收集和處理，控制並減少隨意的垃圾焚燒行為。

戴奧辛主要透過飲食進入人體。要防止戴奧辛從口而入，要做到「二多、二少、二不」。

1. 多喝茶，多飲水

戴奧辛不溶於水，水中戴奧辛的含量非常低。多喝茶、多飲水有利於分散毒物。

2. 多吃水果、蔬菜和穀物

多食用糙米、小米、黃米、蕎麥、菠菜、蘋果、蘿蔔、白菜等，有利於將戴奧辛等化學毒物排出體外。同時，要均衡飲食，避免過量攝入單一食物，這對年輕女性來說尤為重

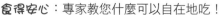

要，可以減少下一代的健康風險。

3. 少吃油脂、肝臟

戴奧辛是易溶於油脂的毒物，因此少吃油脂可以降低攝入戴奧辛的風險。在動物組織中，戴奧辛含量較高的是動物肝臟，也要少吃。

4. 少吃近海的魚類和貝類

近海容易受到戴奧辛等有害物質的污染。一些大型魚類和貝類會聚集、濃縮毒素，如鮪魚和青花魚等大型魚類體內濃縮的化學物質就非常多。人長期大量食用後，受害的機率會增大。

5. 不吸菸

部分香菸中含有戴奧辛，應少抽菸或盡量不抽菸。在生活中還要注意遠離垃圾焚燒，減少與汽車廢氣的接觸。

6. 不使用某些塑膠容器

不用聚氯乙烯（PVC）塑膠容器在微波爐中加熱，不用聚碳酸酯（PC）製成的塑膠奶瓶餵嬰兒，不用泡沫塑料容

器泡速食麵，不用回收原料製成的食品袋。因為這些容器中含有的戴奧辛等有機污染物可能溶入食品中。

小竅門

怎樣減少食物中的脂肪含量

（1）食用低脂肪類乳製品。

（2）剔除肉食中的脂肪，如豬肉中的肥肉、雞的腹下大塊脂肪等。

（3）採用可降低食物脂肪含量的烹煮方法（如烤、焗等）。

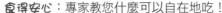
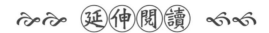

影響較大的戴奧辛污染事件

義大利戴奧辛洩漏事件

1976年，義大利薩浮索的一座化工廠發生嚴重事故，大量戴奧辛洩漏，致使生活在方圓15平方公里內的37000人遭受污染。

比利時戴奧辛毒雞事件

1999年，由於比利時一家飼料廠的動物脂肪中含有大量的戴奧辛，導致雞、雞蛋、牛肉、豬肉、牛奶及數以百計的肉類產品中戴奧辛超標。這一事件在當時成為一場全球性的食品安全危機。比利時幾個部長被迫辭職，最終內閣集體辭職。據統計，該事件共造成直接損失3.55億歐元，間接損失超過10億歐元，成為繼狂牛病危機之後歐洲最大的一起食品污染案件。

愛爾蘭戴奧辛毒豬事件

2008年，愛爾蘭一家飼料加工廠把受戴奧辛污染的飼料賣給十幾家農場，導致豬肉受到戴奧辛污染。豬肉中的戴奧辛含量超出安全指標200倍。受戴奧辛污染的豬肉製品遠銷至25個國家和地區，著實讓世界各國驚惶失措；該事件最終

成為國際上最大的食品召回事件。

德國戴奧辛毒雞蛋事件

2011年1月，德國多家農場飼料添加物的脂肪受到戴奧辛污染，造成大量雞蛋被污染，最終關閉近5000家農場，銷毀約10萬顆雞蛋。

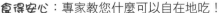

防範攻略

對象：戴奧辛。

危害：短期內接觸高劑量的戴奧辛，可能導致皮膚損害。長期接觸則會引起免疫系統、發育中的神經系統、內分泌系統以及生殖功能的損害，並可能致癌。

來源：垃圾焚燒、工業廢氣、某些塑膠製品、含戴奧辛的食物，特別是動物性食品。

要點：

★水中戴奧辛的含量非常低。多喝茶、多飲水有利於分散毒物。

★多食用糙米、小米、黃米、蕎麥、菠菜、蘋果、蘿蔔、白菜等，有利於將戴奧辛等化學毒物排出體外。

★食用低脂肪類乳製品，剔除肉食中的脂肪，採用可降低食物脂肪含量的烹煮方法（例如烤、焗等）。

★戴奧辛含量較高的是動物肝臟，所以要少吃。

★近海容易受到戴奧辛等有害物質的污染，因此要少吃

近海的魚類和貝類，特別是大型魚類和貝類。

★部分香菸中含有戴奧辛，應少抽菸或盡量不抽菸。

★垃圾要分類收集和處理，控制隨意垃圾焚燒行為。

★遠離垃圾焚燒，減少與汽車廢氣的接觸。

★不用聚氯乙烯塑膠容器在微波爐中加熱，不用聚碳酸酯製成的塑膠奶瓶餵嬰兒，不用泡沫塑料容器泡速食麵，不用回收原料製成的食品袋。

十七、輻射照射食品安全嗎

 張阿姨買的紅棗還能吃嗎

「唉，看來今後這幾年都不能吃海鮮了。」張阿姨嘆著氣自言自語。自從2011年3月11日日本發生地震和海嘯，導致核電廠洩漏事故，有關食品受到核輻射污染的消息就不斷傳來。這不，核電廠裡面的放射性污水又被排進了海裡。雖然專家說，不管是海鹽還是海鮮都不會受到什麼影響，然而張阿姨有自己的想法：保險起見，這海裡的東西還是少吃為好。

張阿姨打開購物袋，把剛從超市買回來的東西──拿出來。當她拿起一袋紅棗時，突然愣住了。只見包裝袋上印有四個字「輻射照射食品」。這個不就是「核輻射」的「輻」字嗎？以前她從沒有留意過，這段時間到處在說「核輻射」，她對這個字變得特別敏感。被輻射過的東西不是很危險嗎？怎麼會堂而皇之地放在超市裡賣呢？這東西還能吃

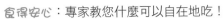

嗎？張阿姨被弄糊塗了。

現在，街頭巷尾都在談論可怕的核輻射事件，不少人非常擔心核輻射污染，可謂風聲鶴唳。那麼，輻射照射食品是否遭到了核輻射的污染？吃這樣的食品真的安全嗎？

什麼是輻射照射食品

輻射照射食品是經電離輻射線或電離能量處理過的食品。輻照處理有許多突出的優點：

1. 殺菌保鮮

輻照能殺死食品中的昆蟲以及牠們的幼蟲和卵，使食物更安全。輻照能殺死細菌、真菌等微生物，使水果、蔬菜等新鮮食物不易腐爛變質。輻照還能抑制類似馬鈴薯、洋蔥和大蒜等食物發芽，延長它們的保存期。

2. 保持風味

輻照加工是一種「冷加工」。它不會顯著地提高被處理食物的溫度，使食物保持原有的風味和營養。而且，它不會像化學處理一樣留下有害的殘留物。

3. 方法簡便

由於射線的穿透力強，食品可以先經過包裝或罐裝密封後，再進行輻照處理，避免了包裝時造成的二次污染。處理之後的食物能立即被運輸、儲存或食用。

★ ★ 小叮嚀 ★ ★

輻照是一個物理加工過程，對食品的外觀、營養價值沒有影響。

4. 節能環保

和其他殺菌技術相比，輻照技術所耗費的能源較低，可減少環境污染。

用於食品加工的電離輻射

*鈷-60或銫-137等放射性核素產生的 γ 射線。

*加速器產生的1000萬電子伏或1000萬電子伏以下的電子束。

*加速器產生的500萬電子伏或500萬電子伏以下的X射線。

這些輻射有較強的穿透物質的能力，能使食品受到均勻的輻射；輻射的能量低於食品各組成元素可能誘生放射性的閾能，因此不會在食品中誘生放射性。

輻射照射食品有哪些種類

鑑於食品輻照的技術優勢和安全性，全球輻射照射食品產量逐年上升。目前全世界已有許多台電子束裝置的大型鈷源用於輻照加工，每年加工產值超過20億美元，近幾年加工產值以20%的速度遞增。

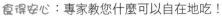

小叮嚀

我國輻射照射食品主要集中在調味品、脫水蔬菜、辛香料等少數產品上。

目前，衛生署公告可照射之食品計有脫水蔬菜、調味料、辛香料、冷凍畜肉、冷藏禽肉、中藥材原料、科學中藥、大蒜、洋蔥、豆類、穀類、馬鈴薯等。但是，真正規模化商業應用的輻射照射食品種類不多，產量較大的主要是調味品、脫水蔬菜、辛香料等少數產品。其中，輻照技術對於處理調味品、辛香料等食品確實有優勢，尤其是八角粉、洋蔥粉、蒜粉一類的辛香料，如果用高溫殺菌或其他殺菌技術，很難保持原有的風味，因此廣泛應用輻照技術。類似的還有脫水蔬菜、速食麵調料包等產品。

輻射照射食品≠輻射污染的食品

受到輻射污染的食物中含有放射性粒子。這種粒子可以釋放射線，破壞食物的分子結構和營養成分。人吃了受到輻射污染的食物以後，身體健康將受到極大的危害。例如，免疫系統遭到破壞，各種癌症的發病率增加，出現染色體異常等。

輻照採用的是封閉放射源，放射性物質保存在兩層密封不鏽鋼外殼內。輻射照射食品本身不直接接觸放射源，只是接受由放射性物質產生的射線。在一定劑量照射下的食品不會產生放射性和有毒物質。實驗證明，吃了輻射照射食品的動物生長、發育和遺傳完全正常，沒有產生任何癌症、基因突變等現象。

常見輻射照射食品

類　　別	食　品	目　的	吸收劑量【千戈雷（kGy）】
穀類、豆類及其製品	白米、麵粉、玉米、綠豆、紅豆、小米等	殺蟲	≤0.2（豆類），0.4～0.6（穀類）
乾果、果脯類	蓮子、桂圓、核桃、紅棗等	殺蟲、殺菌	0.4～1.0

247

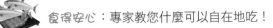

類　別	食　品	目　的	吸收劑量【千戈雷（kGy）】
熟畜禽類食品	燒雞、鹽水鴨、醬牛肉等	殺菌、延長保存期限	≤8.0
冷凍包裝畜禽肉類	預包裝的豬肉、牛、羊、雞、鴨肉等	殺菌	≤2.5
脫水蔬菜、調味品、辛香料	五香粉、八角粉、辣椒粉、蒜粉、速食麵調味料等	殺菌、防黴、延長保存期限	8.0～10.0
新鮮水果、蔬菜	馬鈴薯、洋蔥、大蒜、生薑、草莓、荔枝、番茄、蘋果等	防止發芽、延遲成熟	≤1.5
保健品	減肥茶、洋參、花粉、靈芝製品、袋泡茶、口服美容保健食品等	殺菌、防黴	≤8.0
特殊食品	病人食用的無菌食品、太空食品、野營食品等	殺菌	≤10.0，太空食品的輻照劑量略高於地面允許的輻照劑量

部分國家和地區輻射照射食品應用情況

美國

美國是最早對食品輻照進行研究和開發利用的國家之一，輻射照射食品比較普遍。用於輻照的食品包括小麥、穀物及其製品、馬鈴薯、鹹肉、辛香料、豬肉、水果和蔬菜等。美國消費者對輻射照射食品認同度很高。有調查顯示，在輻射照射食品與未輻射照射食品之間做選擇時，至少半數的消費者表示願意購買輻射照射食品。

日本

對於食品輻照一直持謹慎態度。目前只允許對馬鈴薯進行輻照以抑制發芽。

韓國

近些年來非常重視食品輻照的研究。目前允許應用輻照的食品包括乾香料及其半成品、混合調味料食品、馬鈴薯、大蒜、鮮蘑、乾蘑、洋蔥。

歐盟

對食品輻照相當嚴格和謹慎。目前只允許輻照處理草藥、香料和植物調味料等。

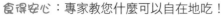

加拿大

輻照馬鈴薯和洋蔥控制發芽；輻照小麥、麵粉和全麥粉防蟲；輻照香料和脫水調味品殺菌；輻照芒果殺蟲；輻照新鮮禽肉和冷凍禽肉，鮮、乾或預處理的蝦和冷凍的蝦，冷藏的碎牛肉，以控制病源菌及延長貨架期。

澳洲和紐西蘭

在原來允許輻照處理藥草、香料和藥草浸出物的基礎上，增加了對荔枝、芒果等熱帶水果的輻照檢疫處理。

輻射照射食品應用的局限性

與其他技術相比，輻照不一定都有競爭優勢，例如，在肉禽類保鮮方面，輻照技術就競爭不過低溫鏈技術。首先，經輻照的鮮肉總有一股異味。另外，在歐美等國家和地區，牛肉等肉類是半生不熟烹調的，不足以殺死細菌，所以要靠輻照來殺菌。我國烹調肉類的習慣是將其充分加熱，因此，至今我國肉禽類的輻照保鮮技術還沒有大規模商業化應用。

輻射照射食品可能存在哪些安全隱患

20世紀80年代初，聯合國糧農組織（FAO）、世界衛生組織（WHO）、國際原子能機構組織（IAEA）的輻射照射食品衛生安全聯合專家委員會認定，吸收劑量在10千戈雷（kGy）以下的任何輻射照射食品都是安全的，無需做毒理學試驗。但是，關於輻射照射食品的安全性一直有爭論，有研究者認為，輻照可能存在一些潛在的安全問題。

1. 違規輻照

目前允許輻照的產品和輻照劑量都進行了嚴格的規定。歐盟國家對食品輻照更有嚴格的批准條件和要求：有合理的技術需要；能夠提出無健康危害的證明；對消費者有益；不能用輻照替代衛生健康規範或者良好的生產規範。但是，有一些企業由於依賴輻照技術而放鬆了對中間過程的衛生控制，把那些不在規定範圍內的產品也進行輻照處理，目的是使產品中的

> **★ 小叮嚀 ★**
>
> 吸收劑量在10千戈雷（kGy）以下的輻射照射食品是安全的。

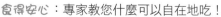

微生物數量達標。這樣違規輻照的產品，性狀、營養、功效等有可能發生變化。更讓人擔心的是，一些不法企業甚至將一些即將過期的食品送去輻照殺菌，然後繼續銷售。

後果：影響食品品質安全。

對輻射照射食品的安全性的研究

（1）動物試驗：一般要對兩種動物進行兩年的試驗，研究輻射照射食品的致癌性、致畸性和致突變性（稱為「三致」）。還要做4代甚至7～8代的動物試驗。動物試驗表明，食用輻射照射食品的動物生長、發育、遺傳與食用不輻射照射食品的動物完全相同，「三致」試驗結果也沒有明顯變化。

（2）人體試驗：一定數量的人吃輻射照射食品，一段時間後檢查各種醫學指標，尤其是研究輻射照射食品對長期遺傳性的影響。美國對54種輻射照射食品分別進行了人體試驗，無一例出現毒性反應。1982年也開始了以人體試驗為主的短期安全性研究。結果表明，輻射照射食品對人體無害。

1980年，聯合國糧農組織、世界衛生組織、國際原子能機構組織宣布：吸收劑量在10千戈雷（kGy）以下的

輻射照射食品，無特殊營養和微生物問題，不需要再做毒理學的安全性評價。1999年，他們又提出：超過10千戈雷（kGy）的輻射照射食品也是安全的。

　　經過70年的研究，人們對輻射照射食品的安全性有了基本的肯定。但有些科學家對輻射照射食品的安全性仍有一些不同的看法。對這一問題的認識還有待進一步深入。

2. 輻照過量

　　輻照過量是輻射照射食品的一個重大漏洞。輻照劑量越高，殺菌效果越好，而且殺菌時間也能縮短。因此，一些企業為了降低成本，任意加大輻照劑量，有的輻照劑量超過國際劑量的最高標準3倍甚至5倍。

　　高劑量輻照會對食品的風味、顏色等品質產生影響。例如，小麥及麵粉經1千戈雷（kGy）以上的輻照後，黏度明顯下降；稻穀經過0.5千戈雷（kGy）以上的輻照以後，口感發生很大變化；而0.8千戈雷（kGy）以上的輻照對高粱、米、燕麥片等的黏度產生顯著影響。此外，對含水量高的食品進行高劑量輻照，有產生自由基的危險。輻照處理一般會

使食品特有的香氣損失，同時會產生令人不愉快的「輻照臭氣」，尤其是肉類食品、乳及乳製品不宜進行輻照處理。

輻照過量還會導致輻照殘留超標。歐盟規定，對進口食品必須進行輻照檢測，檢測結果在700單位以下方可放行。有機構曾對某地市場出售的速食麵的脫水蔬菜包、調味料包進行輻照檢測，發現其中輻照殘留最高的超過歐盟標準1800倍。

後果：影響食品的品質，輻照殘留超高。

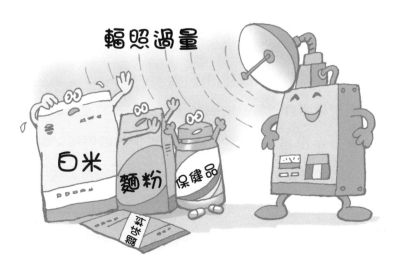

輻照過量的食品可能會引發健康問題

怎樣對輻射照射食品進行檢測

食品中殘留的礦物質（如矽酸鹽類或無機鈣）在受到輻照時，會累積電荷載體中的能量。當受到激發光刺激時，這些儲存的能量會以光子的形式釋放出來，形成激發光譜。用專門的檢測儀器對信號進行測量、比較，就能檢測出食品是否受過輻照，及其所受到的輻照能量。

3. 產品缺少輻照標識

雖然依我國規定經過輻射照射處理之食品，包裝上應顯著標示輻射照射處理標章，但是很多進口產品經過再包裝或再加工，就沒有再標示，以致難以辨識。

輻射照射食品加貼標識，目的是讓每一個消費者都有知情和選擇的權利──如果你懷疑輻射照射食品的安全性，可以不選擇此類食品，這是消費者應有的權利。它也提醒生產者，所生產的食品和輻照劑量必須遵守具體標準的要求，或者要經過特殊批准方可使用。同時，它也給監管方一個明確的資訊符號，便於開展監督管理。

後果：消費者的知情權得不到保護。

速食麵「輻照門」

　　2009年7月，大陸有媒體報導：包括台灣在大陸設廠的「康師傅」、「統一」等大品牌為避免速食麵調味料包微生物超標，對其生產的調味料包進行輻照處理後上市銷售，但沒有按照中國大陸規定，在包裝上標註「輻射照射食品」字樣。事件曝光以後，消費者紛紛表示，生產廠商的作法侵犯了購買者的知情權。一位消費者還將一家出售「康師傅」速食麵的商場告上法庭。幾個月後，「康師傅」速食麵在其外包裝上標註了「採用國際慣用輻照殺菌技術處理」等字樣。原告以「康師傅」速食麵已增添標註，再進行訴訟無意義為由，撤回了對速食麵銷售方的起訴。

4. 微生物發生變異

　　有研究認為，微生物長期接受輻照，可能誘發微生物遺傳變化，突變的機率增大。例如，可能出現耐輻射性高的菌株，使輻照的效果大大降低。還有可能加速致病性微生物的變異。不過，至今尚沒有人證明，輻照能增加微生物的致病性，或者能提高細菌產生毒素的能力。

　　後果：可能導致微生物的變異。

5. 長期食用可能有隱患

　　長期食用輻射照射食品，特別是單一種類的輻射照射食品，存在一定的健康隱患。一些動物試驗結果顯示，長期食用輻射照射食品會造成體重減輕。

　　後果：存在健康隱患。

6. 放射源洩漏

　　進行食品輻照的放射源如果管理不好或設備失靈的話，可能造成核洩漏事故，對操作人員和周邊居民的健康帶來威脅。

　　後果：核洩漏事故。

怎樣減少食用輻射照射食品的風險

1. 熟悉常見的輻射照射食品

　　我國的輻射照射食品法規對於允許輻照的食品做出了規定。作為消費者，我們要熟悉常見的輻射照射食品種類。如果有食品不在國家允許應用輻照的範圍內，卻聲稱使用了輻照技術，應該謹慎購買。

2. 學會識別輻射照射食品

輻射照射食品的外觀與一般食品沒什麼差別，口味也基本不會改變。所以，僅憑外觀和口感無法分辨輻射照射食品與非輻射照射食品。國家規定，經過輻射處理的食品，必須在包裝上加貼標示及中文解釋。人們在購買時要認清包裝上的標示，仔細閱讀說明文字。

特別是購買辣椒粉、八角粉等辛香料時，更要查看包裝上是否有輻照標示。因為這些產品通常採用輻照處理，按照規定在包裝上加貼輻照標示的廠商比較有信譽保證，在生產中會更嚴格地按照國家標準控制技術流程和衛生指標，產品品質更讓人放心。

3. 避免長期食用輻射照射食品

平時要注意飲食均衡，避免長期食用單一種類的輻射照射食品。

4. 加大監管力度

我國法規嚴格規定輻射照射食品（包括食品原料）的生產技術、衛生標準。按照規定，凡不符合衛生標準的輻射照射食品，不得出廠或者銷售；嚴禁用輻照加工手段處理劣

質不合格的食品；一般情況下，食品不得進行重複照射。此外，輻射照射食品包裝上必須加貼標識，散裝的必須在清單中註明「已經電離輻照」。

遺憾的是，目前有關法規的執行力度還很不足。今後，應該加強輻射照射食品監管市場的建設，授權更多具有資格的部門進行普查和抽查監測，加大輻射照射食品市場的監管力度。

5. 掌握防護知識

學習和掌握一些基本的防輻射知識，萬一發生核事故時可以及時採取措施保護自己，平時也不至於因盲目聽信謠言而陷入恐慌。

> ★ ★ **小叮嚀** ★ ★
>
> 注意飲食均衡，避免長期食用單一種類的輻射照射食品。

6. 多食用健康的食物

我們平時可以適當多食用綠茶、番茄、胡蘿蔔、蘑菇、花椰菜、奇異果、柳丁、芝麻等食物。這些食物中含有抗氧化的活性成分，如維生素C、維生素E、胡蘿蔔素、硒、多酚化合物等，對於某些輻射產生的氧化損傷能產生一定的保護作用。同時，這些食物能為人體提供多種營養，有助於提高抵抗力。

防範攻略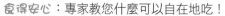

對象：輻射照射食品。

危害：輻照殺菌可能掩蓋食品生產過程中的其他衛生問題。高劑量輻照會對食品的品質產生影響。長期食用輻射照射食品，存在一定的健康隱患。

來源：不合格的輻射照射食品。

要點：

★ 熟悉常見的輻射照射食品種類，對於不在國家允許範圍內的輻射照射食品，應該謹慎購買。

★ 消費者在購買食品時應仔細閱讀說明文字，辨別是否為輻射照射食品。

★ 平時要注意飲食均衡，避免長期食用單一種類的輻射照射食品。

★ 國家有關部門對輻射照射食品生產和銷售加大監管力度。

★ 學習和掌握一些基本的防輻射知識，萬一發生核事故時可以及時採取措施保護自己。

★適當食用含有抗氧化活性成分的食物，如綠茶、番茄、胡蘿蔔、蘑菇、花椰菜、奇異果、柳丁、芝麻等。

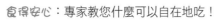

附錄
台灣食品添加物限量與使用範圍

（摘錄自衛生福利部）

1. 抗氧化劑

品名	使用食品範圍及限量	使用限制
二丁基羥基甲苯 Dibutyl Hydroxy Toluene（BHT）	1. 本品可使用於冷凍魚貝類及冷凍鯨魚肉之浸漬液；用量為 1.0g/kg 以下。 2. 本品可使用於口香糖及泡泡糖；用量為 0.75g/kg 以下。 3. 本品可使用於油脂、乳酪（butter）=奶油（cream）、魚貝類乾製品及鹽藏品；用量為 0.20g/kg 以下。	
丁基羥基甲氧苯 Butyl Hydroxy Anisole（BHA）	4. 本品可使用於脫水馬鈴薯片（flakes）或粉、脫水甘薯片（flakes），及其他乾燥穀類早餐；用量為 0.05g/kg 以下。 5. 本品可使用於馬鈴薯顆粒（granules）；用量為 0.010g/kg 以下。 6. 本品可使用於膠囊狀、錠狀食品；用量為 0.40 g/kg 以下。	
L- 抗壞血酸 （維生素 C） L-Ascorbic Acid （Vitamin C）	本品可使用於各類食品；用量以 Ascorbic Acid 計為 1.3g/kg 以下。	限用為抗氧化劑。
L- 抗壞血酸鈉 Sodium L-Ascorbate		

乙烯二胺四醋酸二鈉或乙烯二胺四醋酸二鈉鈣 EDTA Na2 or EDTA CaNa2	本品可使用於為防止油脂氧化而引起變味之食品；用量為 0.10g/kg 以下（以食品重量計）。	EDTA Na2 於最終食品完成前必須與鈣離子結合成 EDTA CaNa2。
α－醣基槲皮苷 （α－Glycosyl–isoquercitrin）	1. 本品可用於飲料、蔬果汁、冷凍乳製品、動物膠、布丁、果醬、果凍、糖果、糕餅、湯粉及罐裝湯品，用量為 150 mg/kg 以下。 2. 本品可用於口香糖，用量為 1500mg/kg 以下。	
亞硫酸鉀 Potassium Sulfite	1. 本品可使用於麥芽飲料（不含酒精）；用量以 SO_2 殘留量計為 0.03g/kg 以下。 2. 本品可使用於果醬、果凍、果皮凍及水果派餡；用量以 SO_2 殘留量計為 0.1 g/kg 以下。 3. 本品可使用於表面裝飾用途（薄煎餅之糖漿、奶昔及冰淇淋等產品之調味糖漿）；用量以 SO_2 殘留量計為 0.04 g/kg 以下。 4. 本品可使用於含葡萄糖糖漿之糕餅；用量以 SO_2 殘留量計為 0.05g/kg 以下。	限於食品製造或加工必須時使用。
亞硫酸鈉 Sodium Sulfite		
亞硫酸氫鈉 Sodium Bisulfite		
亞硫酸氫鉀 Potassium Bisulfite		
偏亞硫酸氫鈉 Sodium Metabisulfite		

備註：抗氧化劑混合使用時，每一種抗氧化劑之使用量除以其用量標準所得之數值（即使用量／用量標準）總和應不得大於 1。

2 保色劑

品名	使用食品範圍及限量	使用限制
亞硝酸鉀 Potassium Nitrite	1. 本品可使用於肉製品及魚肉製品；用量以 NO_2 殘留量計為 0.07g/kg 以下。 2. 本品可使用於鮭魚卵製品及鱈魚卵製品；用量以 NO_2 殘留量計為 0.0050 g/kg 以下。	生鮮肉類、生鮮魚肉類及生鮮魚卵不得使用。
亞硝酸鈉 Sodium Nitrite		
硝酸鉀 Potassium Nitrate		
硝酸鈉 Sodium Nitrate		

3. 著色劑

品名	使用食品範圍及限量	使用限制
食用紅色六號 Cochineal Red A （New Coccin）	本品可於各類食品中視實際需要適量使用。	生鮮肉類、生鮮魚貝類、生鮮豆類、生鮮蔬菜、生鮮水果、味噌、醬油、海帶、海苔、茶等不得使用。
食用紅色七號 Erythrosine		
食用紅色七號鋁麗基 Erythrosine Aluminum Lake		
食用黃色四號 Tartrazine		
食用黃色四號鋁麗基 Tartrazine Aluminum Lake		
食用黃色五號 Sunset Yellow FCF		
食用黃色五號鋁麗基 Sunset Yellow FCF Aluminum Lake		

食品添加物	使用限制	不得使用
食用綠色三號 Fast Green FCF	本品可於各類食品中視實際需要適量使用。	生鮮肉類、生鮮魚貝類、生鮮豆類、生鮮蔬菜、生鮮水果、味噌、醬油、海帶、海苔、茶等不得使用。
食用綠色三號鋁麗基 Fast Green FCF Aluminum Lake		
食用藍色一號 Brilliant Blue FCF		
食用藍色一號鋁麗基 Brilliant Blue FCF Aluminum Lake		
食用藍色二號 Indigo Carmine		
食用藍色二號鋁麗基 Indigo Carmine Aluminum Lake		
β-胡蘿蔔素 β-Carotene		
蟲漆酸 Laccaic Acid		
銅葉綠素 Copper Chlorophyll	1. 本品可使用於口香糖及泡泡糖；用量以 Cu 計為 0.04g/kg 以下。 2. 本品可使用於膠囊狀、錠狀食品；用量為 0.5 g/kg 以下。	
銅葉綠素鈉 Sodium Copper Chlorophyllin	1. 本品可使用於乾海帶；用量以 Cu 計為 0.15g/kg 以下。 2. 本品可使用於蔬菜及水果之貯藏品、烘焙食品、果醬及果凍；用量以 Cu 計為 0.10g/kg 以下。 3. 本品可使用於調味乳、湯類及不含酒精之調味飲料；用量以 Cu 計為 0.064g/kg 以下。	

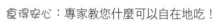

鐵葉綠素鈉 Sodium Iron Chlorophyllin	本品可於各類食品中視實際需要適量使用。	生鮮肉類、生鮮魚貝類、生鮮豆類、生鮮蔬菜、生鮮水果、味噌、醬油、海帶、海苔、茶等不得使用。
氧化鐵 Iron Oxides	本品可於各類食品中視實際需要適量使用。	生鮮肉類、生鮮魚貝類、生鮮豆類、生鮮蔬菜、生鮮水果、味噌、醬油、海帶、海苔、茶等不得使用。
食用紅色四十號 Allura Red AC		
食用紅色四十號鋁麗基 Allura Red AC Aluminum Lake		
核黃素（維生素 B_2） Riboflavin	1. 本品可使用於嬰兒食品及飲料；用量以 Riboflavin 計為 10mg/kg 以下。	生鮮肉類、生鮮魚貝類、生鮮豆類、生鮮蔬菜、生鮮水果、味噌、醬油、海帶、海苔、茶等不得使用。
核黃素磷酸鈉 Riboflavin Phosphate，Sodium	2. 本品可使用於營養麵粉及其他食品；用量以 Riboflavin 計為 56mg/kg 以下。	
葉黃素 Lutein	1. 本品可用於食品之裝飾及外層、調味醬；用量以 lutein 計為 25mg/kg 以下。 2. 本品可用於糕餅、芥末、魚卵；用量以 lutein 計為 15 mg/kg 以下。 3. 本品可使用於蜜餞、糖漬蔬菜；用量以 lutein 計為 10 mg/kg 以下。 4. 本品可使用於冰品、零食點心（包括經調味乳製品）；用量以 lutein 計為 7.5 mg/kg 以下。 5. 本品可使用於不含酒精飲料、調味加工乾酪、魚肉煉製品、水產品漿料、素肉、燻魚；用量以 lutein 計為 5mg/kg 以下。	

葉黃素 Lutein	6. 本品可使用於湯；用量以 lutein 計為 2.5mg/kg 以下。 7. 本品可於食用之乾酪外皮、腸衣、特殊營養食品中視實際需要適量使用。	
金 Gold (Metallic)	本品可於糕餅裝飾、糖果及巧克力外層中視實際需要適量使用。	
二氧化鈦 Titanium Dioxide	本品可於各類食品中視實際需要適量使用。	生鮮肉類、生鮮魚貝類、生鮮豆類、生鮮蔬菜、生鮮水果、味噌、醬油、海帶、海苔、茶等不得使用。
合成番茄紅素 （Synthetic Lycopene）	本品可使用於各類食品；用量以 lycopene 計為 50 mg/kg 以下。	
食用紅色六號鋁麗基 Cochineal Red A Aluminum Lake (New Coccine Aluminum Lake)	本品可於各類食品中視實際需要適量使用。	生鮮肉類、生鮮魚貝類、生鮮豆類、生鮮蔬菜、生鮮水果、味噌、醬油、海帶、海苔、茶等不得使用。
矽酸鋁鉀珠光色素 Potassium aluminum silicate-based pearlescent pigments	本品可用於糖果、膠囊狀、錠狀食品及口香糖，用量為 12.5g/kg 以下。	

4. 甜味劑

品名	使用食品範圍及限量	使用限制
D- 山梨醇 D-Sorbitol	本品可於各類食品中視實際需要適量使用。	1. 限於食品製造或加工必須時使用。 2. 嬰兒食品不得使用。
D- 木糖醇 D-Xylitol		
甘草素 Glycyrrhizin	本品可於各類食品中視實際需要適量使用。	不得使用於代糖錠劑及粉末。
甘草酸鈉 Trisodium Glycyrrhizinate		

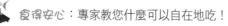

D-甘露醇 D-Mannitol	本品可於各類食品中視實際需要適量使用。	1. 限於食品製造或加工必須時使用。 2. 嬰兒食品不得使用。
糖精 Saccharin	1. 本品可使用於瓜子、蜜餞及梅粉；用量以 Saccharin 計為 2.0g/kg 以下。 2. 本品可用於碳酸飲料；用量以 Saccharin 計為 0.2g/kg 以下。 3. 本品可使用於代糖錠劑及粉末。 4. 本品可使用於特殊營養食品。 5. 本品可使用於膠囊狀、錠狀食品；用量以 Saccharin 計為 1.2g/kg 以下。	使用於特殊營養食品時，必須事先獲得中央主管機關之核准。
糖精鈉鹽		
環己基（代）磺醯胺酸鈉 Sodium Cyclamate	1. 本品可使用於瓜子、蜜餞及梅粉；用量以 Cyclamate 計為 1.0g/kg 以下。 2. 本品可用於碳酸飲料；用量以 Cyclamate 計為 0.2g/kg 以下。 3. 本品可使用於代糖錠劑及粉末。 4. 本品可用於特殊營養食品。 5. 本品可使用於膠囊狀、錠狀食品；用量以 Cyclamate 計為 1.25g/kg 以下。	使用於特殊營養食品時，必須事先獲得中央主管機關之核准。
環己基（代）磺醯胺酸鈣 Calcium Cyclamate		
阿斯巴甜 Aspartame	本品可於各類食品中視實際需要適量使用。	限於食品製造或加工必須時使用。
甜菊醣苷 Steviol Glycoside	1. 本品可使用於瓜子、蜜餞及梅粉中視實際需要適量使用。 2. 本品可使用於代糖錠劑及其粉末。 3. 本品可用於特殊營養食品。	

	4. 本品可用於豆品及乳品飲料、發酵乳及其製品、冰淇淋、糕餅、口香糖、糖果、點心零食及穀類早餐，用量為 0.05％以下。 5. 本品可用於飲料、醬油、調味醬及醃製蔬菜，用量為 0.1％以下。	
醋磺內酯鉀 Acesulfame Potassium	本品可於各類食品中視實際需要適量使用。	1. 使用於特殊營養食品時，必須事先獲得中央主管機關之核准。 2. 生鮮禽畜肉類不得使用。
蔗糖素 Sucralose	本品可於各類食品中視實際需要適量使用。	使用於特殊營養食品時，必須事先獲得中央主管機關之核准。
紐甜 Neotame		
麥芽糖醇 Maltitol	本品可於各類食品中視實際需要適量使用。	1. 限於食品製造或加工必須時使用。 2. 嬰兒食品不得使用。
麥芽糖醇糖漿 （氫化葡萄糖漿） Maltitol Syrup (Hydrogenated Glucose Syrup)		
異麥芽酮糖醇 （巴糖醇） Isomalt (Hydrogenated Palatinose)		
乳糖醇 Lactitol		

備註：

1. 同一食品依表列使用範圍規定混合使用甜味劑時，每一種甜味劑之使用量除以其用量標準所得之數值（即使用量／用量標準）總和不得大於 1。

2. 本附錄所有列表皆為摘錄版，所有合法使用之品項礙於篇幅未全部收錄，其最新、最詳細的內容請至衛生福利部網站查詢。

國家圖書館出版品預行編目資料

食得安心：專家教您什麼可以自在地吃！/ 馬志英

作. -- 初版. -- 新北市：華志文化，2014.02

　　面；　公分. --（健康養生小百科；21）

　　ISBN 978-986-5936-66-2（平裝）

　　1. 健康飲食　　　2. 健康法

411.3　　　　　　　　　　　　　　　　102026968

系列／健康養生小百科 0 2 1

書名／食得安心：專家教您什麼可以自在地吃！

華志文化事業有限公司

主　　編　馬志英

執行編輯　林雅婷

美術編輯　簡郁庭

封面設計　黃雲華

文字校對　陳麗鳳

企劃執行　康敏才

總　編　輯　黃志中

社　　長　楊凱翔

出　版　者　華志文化事業有限公司

電子信箱　huachihbook@yahoo.com.tw

地　　址　116台北市文山區興隆路四段九十六巷三弄六號四樓

電　　話　02-22341779

印製排版　辰皓國際出版製作有限公司

總經銷商　旭昇圖書有限公司

地　　址　235新北市中和區中山路二段三五二號二樓

電　　話　02-22451480

傳　　真　02-22451479

郵政劃撥　戶名：旭昇圖書有限公司（帳號：12935041）

電子信箱　s1686688@ms31.hinet.net

出版日期　西元二〇一四年二月初版第一刷

售　　價　二六〇元

版權所有　禁止翻印　　Printed in Taiwan

本書由上海科學技術出版社獨家授權華志出版

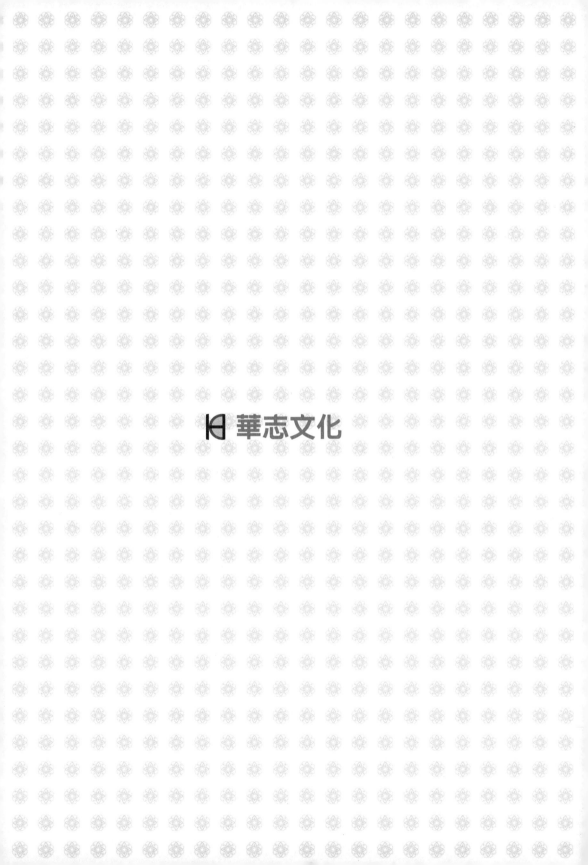

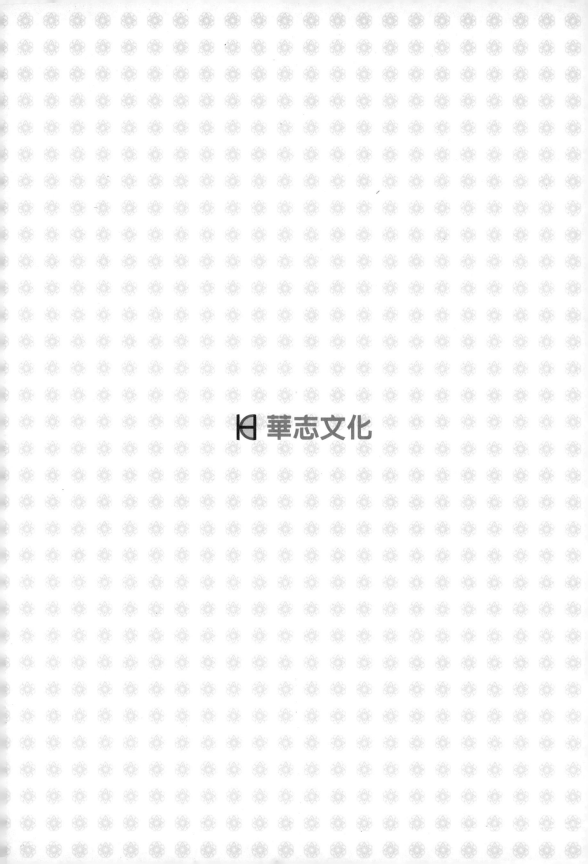

華志文化